Novel 2019
Coronavirus SARS-CoV-2
(COVID-19):
An Updated Overview for
Emergency Clinicians

救急医療のための
新型コロナウイルス感染症
COVID-19
診療ガイド

監訳　太田　凡　京都府立医科大学教授　救急医療学教室
訳　　京都府立医科大学 救急医療学教室

JN055868

総合医学社

本書の利用に際して

　本書の記載事項に関しましては，出版にあたる時点において最新の情報に基づくよう，編集者・執筆者ならびに出版社では最善の努力を払っております．しかしながら，医学・医療の進歩により，記載された内容が，全ての点において完全，正確であることを保証するものではありません．

　実際の使用に際しては，試薬または器機の説明文書などで確認のうえ，読者ご自身で，細心の注意を払われることをお願いいたします．

株式会社　総合医学社

監訳者

太田　凡　京都府立医科大学教授　救急医療学教室

翻訳者

松山　匡　京都府立医科大学　救急医療学教室

岡田　信長　京都府立医科大学　救急医療学教室

武部弘太郎　京都府立医科大学　救急医療学教室

渡邉　慎　京都府立医科大学　救急医療学教室

宮本　雄気　京都府立医科大学　救急医療学教室

中島　聡志　京都府立医科大学　救急医療学教室

仁平　敬士　京都府立医科大学　救急医療学教室

岡　翔　京都府立医科大学　救急医療学教室

徳田　理奈　京都府立医科大学　救急医療学教室

安次嶺親志　京都府立医科大学　救急医療学教室

國光　克知　京都府立医科大学　救急医療学教室

塩住　忠春　京都府立医科大学　救急医療学教室

西川　直輝　京都府立医科大学　救急医療学教室

棟方　奈菜　京都府立医科大学　救急医療学教室

森川　咲　京都府立医科大学　救急医療学教室

中村　侑暉　京都府立医科大学　救急医療学教室

未来はここにあり、
そして、動いている

　まずはこのようなすばらしい監訳を企図された松山匡先生，太田凡教授とそのなかまたちに心からの敬意を表したい．何よりも価値があるのは，この監訳が COVID-19 のわが国における流行第 1 波の最中に書き上げられたことだ．その努力は想像を絶するものであったと思われる．筆者は松山先生がまだ医師となり間もないころに共に働いた経験があり，かねてよりその非凡さを眩しく眺めていたが，今回このようなすばらしいプロジェクトを遂行されたことに改めて感服する．

　加えて，原文の著者にも敬意を表したい．彼らは本文中で述べている．

　" 当初は，私たちはまだパンデミックではない未来について予測した．残念ながら未来はここにあり，私たちは都市，国，大陸を閉鎖したパンデミック拡大の真っ只中にいるのである．私たちは，過去の出来事を見て，他の人の失敗から学び．COVID-19 がまだ氾濫していない世界の地域のために，改善の機会を模索することが最善なのかもしれない．"

　著者らは COVID-19 の最初のパンデミックにおいて異常ともいえる爆発的流行と甚大な被害を受けた米国の臨床現場で働く救急医である．その流行があまりに急激かつ急速に訪れたために，未来のことを考えているうちにそれが現在のものとなり，そして過去になりつつあるという現状に落胆し，後悔しながらも，この失敗を繰り返すことのないように，世界に向けて情報発信しているのだ．

　" この危機の真っ只中にいる私たちは，患者がゼロであった瞬間から，今までとは異なることをして，上記の推奨事項を実行できていればよかったと思っている．私たちが早期検査と厳格な隔離をできていなかったことは，疫学者が感染症の発生を制御するために推奨していることに反している．私たちの失敗から学んでほしい．"

日本のような比較的被害が少なかった国や地域においては，時間がすこし与えられた今，彼らの教訓をあらためて取り入れ，次の波＝未来に向けて準備すべきだろう．

　著者らはこうも述べている．

　"日々変わっていく情報（そして誤情報）が医療界を含む一般社会にさらなる試練を課していることを認識し続けているのである．"

　高速インターネットがもたらした情報化社会において発生したこの厄難は，誰もが迅速に情報を手に入れられる一方で，誤情報を含む過剰すぎる情報負荷に押しつぶされ，惑わされ，苦しみ傷つく多くの人々を生み出した．われわれは情報の正しさや確かさを，厳密に評価し，上手く選択・咀嚼して取り入れないといけない．この観点から，本書は確かに良書ではあるものの，"走りながら書かれている"ために，十分な裏付けやピアレビューがやや不足しているという欠点を認識のうえ，利用すべきだろう．この書籍は生きており，過去を踏まえて未来を見据えながら，常に動いているのだ．

推薦のことばに変えて

2020 年 5 月 30 日

広島大学大学院医系科学研究科救急集中治療医学　**志馬　伸朗**

翻訳にあたって

　新型コロナウィルス感染症 COVID-19 は，2019 年末からの中国湖北省武漢市の流行に端を発して今や全世界に広がりを見せており，本邦においても多大な影響を与えております．

　今回，COVID-19 の感染拡大に対する良質な診療を目指し，米国 EB Medicine 社から出版されている Emergency Medicine Practice（EMP）の COVID-19 に関する総説を京都府立医科大学救急医療学教室の有志で翻訳させていただきました．EMP はニューヨークにあるマウントサイナイ医科大学の救急医学教授である Andy Jagoda 氏が編集長を務める救急医学に関する総説集です．エビデンスと実診療がバランスよく融合した内容から，米国のみならず本邦でも救急医に愛読され，迅速に知識をつけ整理するには非常に良い資料となっております．

　当初は翻訳文をインターネット上で公開する計画として EB Medicine 社と話を進めておりましたが，さらに多くの医療従事者へと行き渡るようにとの願いから出版に至りました．出版に際しましては，以下の配慮をしております．

- ●原文にあったリンク先は，読者の便に供するために，QR コード化しました．
- ●巻末にまとめてあった文献は，読者が読みやすいように，本文の該当するページの下に掲載しました．
- ●原文は，COVID-19 に関するエビデンスは日々更新されており，でき得る限り直近の情報までを【追加情報】として掲載しました．
- ●また，適宜翻訳のアップデートも行っています．ぜひ，**以下の QR コード**よりご参照ください．（無料で閲覧可能です．本出版には間に合わなかった「病態生理」や「診療の実際のプロトコル」など非常に実用的で

重要な内容も追加されていますのでご確認ください.）

●本出版における翻訳料，収益は，COVID-19に関連した事業・公的機関
へ寄付をいたします.

末筆ではございますが，一日も早いCOVID-19流行の収束と，皆様のご
健康を心よりお祈り申し上げます.

松山　匡（訳者を代表して）

contents

本稿について

新型コロナウイルス感染症 COVID-19 は，急速に健康，旅行，商業に対する世界的な脅威となった． 前例のない医療従事者と病院システムへの負担をマネジメントするために，救急医がこの感染流行についてできるだけ学ぶことが重要である． このレビューでは，COVID-19 の疫学，予防，および治療に関する世界中の研究と経験から情報を分析し，この公衆衛生的問題のマネジメントに役立つ，信頼性の高いリソースへのリンクを提供する． この感染流行が米国を席巻する中，早期に感染の中心となった地域，特にニューヨークと北イタリアから学ぶ教訓は，各地域の備えに役立つはずである．

- SARS-CoV-2 (COVID-19) は，SARS-CoV-1 および MERS-CoV ウイルスと，疫学的および人口統計学的特徴に関してどのように異なるのか．
- アウトブレイクで医療システムが壊滅的な打撃を受けた北イタリアの救急医，Andrea Duca 医師の経験から得た教訓．
- 感染と個人用保護具の安全な使用による予防に関する最新のエビデンス
- SARS-CoV-2 検査と合併感染に関する新しいエビデンスとアドバイス
- 画像診断に役立つヒント，CT と超音波の相関関係
- 管理オプション：抗ウイルス薬，グルココルチコイド，サイトカインストームを管理するための新規治療法
- 気道管理の選択肢の評価：非侵襲的機械換気（NIV），ヘルメット式持続陽圧呼吸療法（CPAP），フィルター
- 救急外来における迅速導入気管挿管（rapid sequence intubation：RSI）のステップと災害時の換気療法
- 小児・妊娠中の患者さんの管理に関する新情報
- パンデミック時の共有意思決定の場（shared decision-making）は

1

あるのか？

●コロナウイルス COVID-19 に関する毎日の更新情報はどこに行けば
　いいのか？

要 点

- COVID-19 の現在の症例致死率は約 4％であるが，サンプリング誤差が大きい可能性がある．これにより，SARS-CoV-2 は，3 つの最も病原性の高いヒトコロナウイルスの中で最も致死率の低いウイルスとなるが，その相対的な病原性は，2020 年 3 月 18 日現在のイタリアの致死率 8.37％で示されているように，比較的高度な医療インフラでさえも圧倒する能力を示している[1].

- 中国のデータによると，COVID-19 の確定患者の 29％は医療従事者であり，12％は入院患者であり，由々しくも 41％の院内感染率があることを示唆している[2].

- CDC の最近のデータによると，若年層（20 ～ 44 歳）の患者は，以前に報告されたような重大な疾患に対する免疫がなく，入院率は最大 20％に達する．しかし，18 歳未満の子供は，一般的に重大な罹患率や死亡率から免れている．

- 消化器症状についてはあまり取り上げられていないが，中国の研究では患者のほぼ半数が下痢をしており，消化器症状の存在は，疾患転帰の悪化と関連していることが，新たなデータから示唆されている．

- COVID-19 患者の到着にむけて，主に呼吸窮迫で人工呼吸器治療を要する多くの患者に備えるために，救急部門や病院，医療システムは，早急に必要な構造およびプロセスの変更を行うべきである．

---

1. Johns Hopkins University Center for Systems Science and Engineering. "Coronavirus COVID-19 global cases by Johns Hopkins CSSE." Accessed February 6, 2020. **(Johns Hopkins epidemiologic tracking website)**

2. Wang D, Hu B, Hu C, et al. Clinical characteristics of 138 hospitalized patients with 2019 novel coronavirus–infected pneumonia in Wuhan, China. JAMA 2020 **(Retrospective, single-center case series; 138 patients)** .

42歳男性．1週間にわたる高熱（39.6℃ [103.3℉]），咳嗽，疲労感であなたの救急外来に受診した．その前の週に，彼はニューヨーク市の救急医学会に参加しており，地下鉄に乗るとひどい咳をする人が幾人かいたと言った．トリアージナースはすぐに感染のリスクを察知し，患者にマスクをかけ，陰圧室に案内，診察の準備を整え，あなたに知らせた．この患者がトリアージ待ちをしている間に近くに座っていたであろう他の患者10人をどうするか？

さて，次のアクションはどうしよう…？ あなたの仕事時間も後半戦にさしかかった頃，程度はさまざまであるが，上気道症状，下気道症状のある患者が途切れることなく受診してくる．さらには，程度は様々だが曝露したからと，COVID-19の検査を希望する「心配性な」無症状の患者も数人いる．彼らに何を伝えればいいのだろうか？また，多くの高感染リスク患者達をどう扱うべきだろうか？

序 章

　コロナウイルスは，その粒子表面に点在する特徴的な王冠状のウイルス粒子（ビリオン）から，その名を得ている．この科のウイルスは，脊椎動物，特に哺乳類や鳥類の広範囲に感染し，世界中でウイルス性呼吸器感染症の主な原因と考えられている[3,4]．最近，2019年の新型コロナウイルス（SARS-CoV-2）が検出され，その結果，コロナウイルス病2019（COVID-19）という名前が付けられた．人間に感染すると確認されているコロナウイルスは，7種類存在する．

- ヒトコロナウイルス 229E（HCoV-229E）
- ヒトコロナウイルス OC43（HCoV-OC43）
- ヒトコロナウイルス NL63（HCoV-NL63）
- ヒトコロナウイルス HKU1
- 重症急性呼吸器症候群関連コロナウイルス（SARS-CoV-1）
- 中東呼吸器症候群関連コロナウイルス（MERS-CoV）
- 新型コロナウイルス SARS-CoV-2[5]

　2003年にSARS-CoV-1が世界的に大流行するまでは，人間に感染するコロナウイルスは，HCoV-229EとHCoV-OC43だけであったが，2003年のSARS-CoV-1の世界的なアウトブレイク後は，さらに5種類のコロナウイルスが人間で発見されており，最近では，中国湖北省武漢市で発生したと考えられている新型コロナウイルスSARS-CoV-2が発見された．SARS-

3. Yip CC, Lam CS, Luk HK, et al. A six-year descriptive epidemiological study of human coronavirus infections in hospitalized patients in Hong Kong. Virol Sin 2016;31(1):41-48 **(Epidemiologic surveillance study)**.
4. Shi ZL, Guo D, Rottier PJ. Coronavirus: epidemiology, genome replication and the interactions with their hosts. Virol Sin 2016;31(1):1-2 **(Epidemiologic editorial)**.
5. United States Centers for Disease Control and Prevention. "2019 Novel Coronavirus (COVID-19)." 2020; Accessed March 22, 2020. **(CDC website)**

CoV-1 と MERS-CoV は，特に人間での病原性が高く，高い致死率を示している．本稿では，COVID-19 の疫学，病態生理，管理について，最適な取り組みと公衆衛生的意義を中心にレビューする．

文献の批判的吟味

　PubMed，ISI Web of Knowledge，Cochrane Database of Systematic Reviews の 2012 年から 2020 年までのリソースに，救急部門，エピデミック，パンデミック，コロナウイルス，SARS-CoV-2，COVID-19 をキーワードに検索した．また，米国疾病予防管理センター（CDC），世界保健機関（WHO），日本の厚生労働省，EMCrit のウェブサイトにもアクセスした．

疫 学

2020 年 3 月 27 日時点で，全世界で COVID-19 の確定症例は 566,269 人に達しており，その大部分は中国本土以外で発生している．25,423 人の死亡が確認されている[1]． COVID-19 による世界の確定症例数 / 死亡者数の最新情報は，ジョンズ・ホプキンス大学のオンライン・トラッカーで参照可能である．この記事を掲載している時点で，確認された症例は，南極を除く全大陸の 176 ヵ国に及び，WHO が SARS-CoV-2 感染症をパンデミックと宣言するまでになっている．死者数のうち，半数以上が中国以外の国で発生しており，イタリア（8,215 人），イラン（2,378 人）を筆頭としている．現在の世界の症例致死率は 4.38％である．COVID-19 の発生が 2020 年 1 月下旬の旧正月のお祝いと重なり，武漢市への訪問者数が約 1,500 万人となったことから，中国本土への感染を封じ込めようとする努力は，最終的には失敗に終わった．中国の病院で感染した患者集団からの初期報告によると，〔集中治療室（ICU）レベルのケアや死亡率を物差しとして〕重症化し予後不良となった感染者の大半は，高血圧，糖尿病，肥満，喘息，慢性閉塞性肺疾患，高齢などの併存疾患を持つ患者である傾向があった[2,6]．

疫学では，R0 値（「R-naught」と発音する）は，基本再生産数として知られており，すべての個体が感染しうる集団において，1 症例から直接感染すると予想される症例数と考えることができる．COVID-19 の初期の疫学研究では，R0 値は 2.2（90％信頼区間：1.4 〜 3.8）と推定されており，

1. Johns Hopkins University Center for Systems Science and Engineering. "Coronavirus COVID-19 global cases by Johns Hopkins CSSE." Accessed February 6, 2020. **(Johns Hopkins epidemiologic tracking website)**
2. Wang D, Hu B, Hu C, et al. Clinical characteristics of 138 hospitalized patients with 2019 novel coronavirus–infected pneumonia in Wuhan, China. JAMA 2020 **(Retrospective, single-center case series; 138 patients)**.
6. Chen N, Zhou M, Dong X, et al. Epidemiological and clinical characteristics of 99 cases of 2019 novel coronavirus pneumonia in Wuhan, China: a descriptive study. Lancet 2020;395(10223):507-

これは SARS-CoV-1 やパンデミックインフルエンザと同様の値で，持続的なヒトからヒトへの感染と世界的なパンデミックの可能性を示唆している[7].「予防」の項目でより詳細に議論されるように，R0 はウイルスの活動と人間の活動の両方を反映しているので，正しい社会的・行動的介入があれば，この R0 の値を下げることが可能である.

　最初の症例からわずか数ヵ月で，SARS-CoV-2 による死亡者数は，MERS-CoV と SARS-CoV の両方を合わせた数をはるかに上回っている[1].真の致死率は，症例致死率よりも低いと考えられているが，これは緊急の評価や入院を促すほど重篤な症状のある人だけが COVID-19 の検査を受けているという選択バイアスのためである[8].ダイヤモンド・プリンセス・クルーズ船のアウトブレイクからのデータは，症状に関係なく，船内の全員が検査を受けたことを考えると，この疾患の真の致死率と症状についての特別なデータセットとなる.このデータに基づいて，ロンドン衛生熱帯医学大学院からの未発表の分析では，年齢調整症例死亡率は 0.5％と推定されている.これでも COVID-19 はパンデミックインフルエンザよりも致死性が高いとされる一方で，感染性像は類似している[9].さらに，日本の厚生労働省によると，COVID-19 が陽性だった乗船者 697 人のうち 327 人は，最初の検査陽性から 1 ヵ月経っても症状が出なかったという[10].

513 **(Retrospective, single-center descriptive study; 99 patients)** .

7. Riou J, Althaus CL. Pattern of early human-to-human transmission of Wuhan 2019 novel coronavirus (2019-nCoV), December 2019 to January 2020. Eurosurveillance2020;25(4):2000058 **(Epidemiologic surveillance and simulation study)** .

8. Fauci AS, Lane HC, Redfield RR. COVID-19 - navigating the uncharted. N Eng J Med2020:101056/NEJMe2002387 **(Editorial)** .

9. Russell TW, Hellewell J, Jarvis CI, et al. Estimating the infection and case fatality ratio for COVID-19 using age-adjusted data from the outbreak on the Diamond Princesscruise ship. medRxiv 2020:20202003200520031773 **(Basic science virology research)** .

10. Japan's National Ministry for Health Labor and Welfare. "About Coronavirus Disease 2019 (COVID-19)." Accessed March 16, 2020. **(Press conference video)**

北イタリアにおける COVID-19：
得た教訓

　私たちは幸運にもワシントン州の最初の報告例（1 月 21 日）の数週間後に発生したイタリアの COVID-19 の危機から直接的な展望を得ることができ，疫学者の推定では，ニューヨーク都市圏のアウトブレイクは約 2 〜 3 週間後である．Andrea Duca 医師 は救急医であり，COVID-19 の最初の直撃を受けた地域である北イタリアにおける Emergency Medicine Practice の編集委員会のメンバーである．彼によると，SARS-CoV-2 の急速な広がりは，ほとんどの病院を圧倒しており，人工呼吸器を必要とする患者の突然の増加に対処する準備ができていなかった．2020 年 3 月 18 日現在，イタリアの症例致死率は 8.37 ％であり，今後数週間で重度の COVID-19 の患者に対応する準備をしている世界中の他の医療システムへの警告と受け取られるべきである．イタリアのベルガモでの SARS-CoV-2 の発生を管理した Andrea Duca 医師のまとめは，表 1 を参照．その病院からの追加データを図 1，2，3，4 に示している．図 1 は，ロンバルディア地方における COVID-19 症例の時系列表（2020 年 2 月 20 日〜 3 月 17 日），図 2 は，COVID-19 患者の 1 日の入退院の割合（2020 年 2 月 29 日〜 3 月 10 日），図 3 は，COVID-19 患者の 1 日の入退院の合計（2020 年 2 月 29 日〜 3 月 10 日），図 4 は，日ごとの COVID-19 患者転帰を図示している（2020 年 2 月 29 日〜 3 月 10 日）．

- 最初は上気道症状のある患者を受け入れ，その後数日で持続的な発熱の患者，最後に間質性肺炎の患者 を受け入れる準備をする．入院が必要な患者の割合は，日を追うごとに増加していた．2020 年 3 月 10 日現在，COVID-19 が疑われて救急外来に来院した患者の最大 60~70% が，主に低酸素血症のために入院 を必要としている．これらの傾向を時系列で示した図1と，日付別の入院患者数のグラフを示した図2を参照.
- 救急外来のワークスペースを整備し，資源と人員を投入して，1 日に何度も，時には「Clean」な流れと「Dirty」な流れをわけて，患者の流れを管理する準備をしておく．救急外来の流れを管理するためには，フロアに指導的な人材を配置することが基本である.
- 最初の数日間は，重症患者はほとんどが 65 歳以上の高齢者で，典型的には併存疾患を持つ患者であり，その後数日〜数週間は若年層の患者が続く．最初の患者で資源を使い切らないようにする．患者は何週間も ICU に滞在する必要がある.
- 患者は通常，午後遅くに波状のように来院する．救急外来に来院する患者 100 人に対して，重度の急性呼吸窮迫症候群 (ARDS) の患者が 5 人，軽度・中等度の ARDS の患者が 10~20 人，低酸素血症の治療に酸素 を必要とする患者が 40 人いると予想される.
- 鼻腔咽頭検査の陰性を当てにしてはいけない．COVID-19 肺炎に罹患しているように見えた場合，通常は罹患していることになる．COVID-19 肺炎として隔離して治療し，3 日後に検査を繰り返す．発熱を呈するすべ ての患者は，呼吸器症状がなくても，SARS-CoV-2 感染症の可能性がある.
- スタッフの 10% 以上が病気になることを想定して，事前に準備をしておく．忙しい救急外来での長時間のシフトでは，個人用保護具の厳守は難しいが，それは可能であり，継続的な警戒は必須である.
- 呼吸器サポートを受けている入院患者のほとんどは，呼気終末陽圧 (PEEP) に反応する患者である．非侵襲的人工呼吸は，ICU のベッドが使えるようになるまでの時間を稼ぐための強力な手段である．ベルガモでは，最大酸素療法で低酸素状態が継続しているすべての患者にヘルメット CPAP を使用し，ICU のベッドが利用できるようになるまで一般病棟に入院させることをアウトブレイクプロトコルとしている．救急外来での気管挿管 および侵襲的機械換気は，非侵襲的機械換気 (NIV) に反応しない患者のために温存されている．我々の経験では，軽度〜中等度の ARDS は最初の数日間はヘルメット CPAP/NIV によく反応する．重度のARDS では，短期間だけ NIV に反応することを期待するべきである.
- 大規模な医療システムでは，SARS-CoV-2 陽性患者のコホートに 1 つの病院を指定し，他の病院を"清潔に保つこと"を戦略的に行う.
- 肺超音波検査は，到着時の患者の評価に非常に有用である．胸部 X 線よりも感度が高く，びまん性の B ラインパターンは，PEEP に対する良好な反応と相関している.
- 帰宅する発熱患者には，呼吸器症状が出現したり悪化したりした場合には，すぐに再受診するように伝えなさい．可能であれば自宅で SpO_2 をチェックする．我々の経験では，患者は重度の低酸素状態になるまで呼吸困難を感じない.
- スタッフの心理的サポートを早めに準備する．必要になる.

Andrea Duca 医師は，Emergency Medicine Practice 誌の編集委員であり，Ospedale Papa Giovanni XXIII, Bergamo,Italy の救急指導医

図 1. 北イタリア・ロンバルディア地方の COVID-19 症例の時系列表

2020 年 2 月
- -20- イタリアで初めて COVID-19 患者が認められた
- -21- ベルガモで初の COVID-19 陽性患者を発見
- -23- ロンバルディア州(ローディ)の一部の町が封鎖される(ベルガモではない)
- -28- ベルガモ病院の救急外来に来院した COVID-19 が疑われる患者の数が 2 倍に増加
- -29- 救急外来に「NIV 室」を開設. COVID-19 感染が疑われる患者の 28% が入院を必要とした

2020 年 3 月
- -04- ロンバルディア州全域にロックダウンを拡大
- -06- 02/29 と比較して来院患者が 220% 増加, 46% が入院を必要とした
- -08- イタリア全土にロックダウンを拡大
- -09- 救急外来に受診した COVID-19 感染が疑われる患者の数は安定していた. そのうち 69% が入院を必要していた
- -10- コドーニョ(最初に封鎖された町)で新規患者ゼロの初日を迎えた
- -17- 救急外来に来院する患者数は安定する. COVID-19 感染が疑われる患者の 80% が入院を必要としている

図 2. イタリア・ベルガモにおける COVID-19 患者の 1 日の入退院の割合

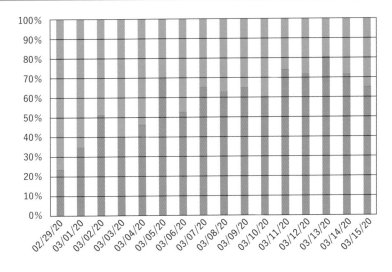

退院
入院

図は Andrea Duca 医師より提供

11

図 3. イタリア・ベルガモにおける COVID-19 患者の 1 日の入院数と退院数の合計

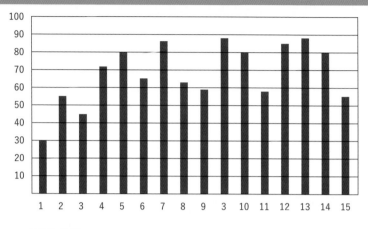

合計

日付（2020 年 2/2〜3/15）
図は Andrea Duca 医師より提供

図 4. 日ごとの大規模病院における COVD-19 感染者の転帰

転帰（行き先）

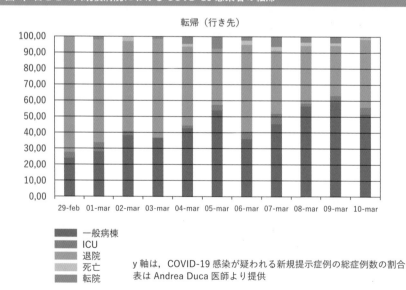

一般病棟
ICU
退院
死亡
転院

y 軸は，COVID-19 感染が疑われる新規提示症例の総症例数の割合
表は Andrea Duca 医師より提供

ウイルス学

　コロナウイルスは，ニドウイルス目（Nidovirales）コロナウイルス科（Coronaviridae）オルトコロナウイルス亜科（Orthocoronavirinae）に属する．コロナウイルスは，一本鎖プラス鎖 RNA を持ち，そのゲノムサイズは，RNA ウイルスの中でも最大である．コロナウイルスのゲノムにおいて，約 2/3 の 5' 末端には RNA ウイルスの転写と複製に関わるウイルスタンパクがコードされており，残りの約 1/3 の 3' 末端にはウイルスの構造タンパク質と特異的なアクセサリータンパク質がコードされている[4]．現在，コロナウイルスには，4 種類の主要なタンパク質（S：スパイクタンパク質，E：エンベロープタンパク質，M：膜タンパク質，N：ヌクレオカプシド）が存在していることが明らかになっている．これらのバイオマーカーは，"疾患をどのように診断するか"だけでなく，病原性の理解，ひいてはワクチンやウイルスの生活環を解体するような抗ウイルス薬の選択に関しても，中心的な役割を担っている（図 5 を参照）．

　SARS-CoV-1 および MERS-CoV はいずれも，コウモリからの人畜共通感染症によるものであると考えられていた[11]．今回のパンデミックを引き起こしたウイルス "SARS-CoV-2" は，"SARS-CoV-1" と現在呼ばれている 2003 年にアウトブレイクを引き起こしたウイルスに遺伝的類似性から命名された．コウモリの群れの中だけでコロナウイルスは何千年もかけて進化してきた．しかし，中間宿主となる哺乳類（SARS-CoV-1 の場合はジャコウネコ，MERS-CoV の場合はヒトコブラクダ）が関与することで，最終

4.　Shi ZL, Guo D, Rottier PJ. Coronavirus: epidemiology, genome replication and the interactions with their hosts. Virol Sin 2016;31(1):1-2 **(Epidemiologic editorial)**.

11.　Wang N, Li SY, Yang XL, et al. Serological evidence of bat SARS-related coronavirus infection in humans, China. Virol Sin 2018;33(1):104-107 **(Epidemiologic surveillance study [serologic])**.

的なヒトへの新型コロナウイルス感染に寄与している可能性が高いのではないかと考えられている[12,13]．COVID-19 のアウトブレイクは武漢市の華南海鮮卸売市場から生じたと考えられているが，この市場が元々のウイルス感染源ではない可能性があると考える研究者もいる[2,14]．中国ではコウモリを市場で見かけるのは稀であり，捕まえられたコウモリは食用として直接レストランに売られることのほうが多い[15]．

図5. コロナウイルスとその主要なタンパク質

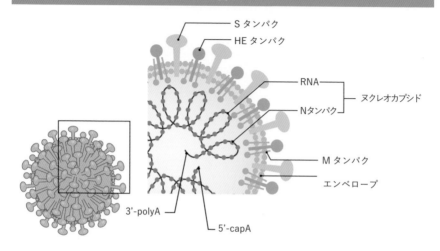

S タンパク
HE タンパク
RNA
ヌクレオカプシド
N タンパク
M タンパク
エンベロープ
3'-polyA
5'-capA

12. Hui DSC, Zumla A. Severe acute respiratory syndrome: historical, epidemiologic, and clinical features. Infect Dis Clin North Am 2019;33(4):869-889 **(Systematic review of epidemiology and clinical features of SARS)**.
13. Hejase H. "Review of 'dromedary camels and the transmission of middle east respiratory syndrome coronavirus (MERS-CoV)'." Publons 2018; Accessed February 14, 2020. **(Epidemiologic history)**
2. Wang D, Hu B, Hu C, et al. Clinical characteristics of 138 hospitalized patients with 2019 novel coronavirus–infected pneumonia in Wuhan, China. JAMA 2020 **(Retrospective, single-center case series; 138 patients)**.
14. Cohen J. "Wuhan seafood market may not be source of novel virus spreading globally." Science . Accessed February 4, 2020. **(Online magazine article)**
15. Li H, Mendelsohn E, Zong C, et al. Human-animal interactions and bat coronavirus spillover potential among rural residents in Southern China. Biosafety and Health2019;1(2):84-90 **(Prospective epidemiologic surveillance study; 1597 patients)**.

病態生理学

コロナウイルスは主に，鳥類や哺乳類の上気道もしくは消化管に感染する．ウイルス表面に発現しているスパイク糖タンパク質（Sタンパク）がコロナウイルスの病原性の決定に重要な鍵となる．これはSタンパクの存在によって宿主の細胞への結合が可能となるためである．MERS-CoV はジペプチジルペプチダーゼ4（DPP4）と結合することが知られている．DPP4 とは，コロナウイルス株の受容体として知られており，哺乳類や鳥類の間に存在するタンパク質の一種である．ほとんどの呼吸器ウイルスは，線毛細胞に感染するが，DPP4 はヒトの気道では，非線毛細胞に発現しており，このことが人畜共通感染症であることや高い致死率であることの重要な要因であると考えられている[16]．SARS-CoV-1 においては，ヒトアンジオテンシン変換酵素2（ACE2）がウイルスの結合する主要な細胞受容体であり，この ACE2 が SARS-CoV-1 が持つ上下気道への感染性，SARS-CoV-1 の感染力や致死性に寄与していると考えられている[17]．

16. Kleine-Weber H, Schroeder S, Krüger N, et al. Polymorphisms in dipeptidyl peptidase 4 reduce host cell entry of Middle East respiratory syndrome coronavirus. Emerg Microbes Infect 2020;9(1):155-168 **(Basic science research)**.
17. Lam C-Y. Comparative molecular analysis of the binding between severe acute respiratory syndrome coronavirus (SARS-COV) spike protein and angiotensin converting enzyme 2 (ACE2). Open Dissertation Press; 2007 **(Dissertation)**.
18. Tisoncik JR, Korth MJ, Simmons CP, et al. Into the eye of the cytokine storm. Microbiol Mol Biol Rev 2012;76(1):16-32 **(Basic science review)**.

免疫原性（サイトカインストーム）

"サイトカインストーム"とも呼ばれる免疫学的機序が，SARS-CoV-1 や鳥インフルエンザなどの様々な呼吸器ウイルスに罹患した患者の状態悪化につながることが，これまでの研究によって示唆されている[18,19]．免疫学的機序によって，COVID-19 患者が急速な悪化をきたし，また炎症性マーカーの放出が，ARDS や多臓器不全，死亡につながる正のフィードバックループを起こすという理論は，数多くの研究から示唆されている[20]．検査によって確定診断された中国の COVID-19 患者 41 人のコホート研究では，ICU 患者は非 ICU 患者と比べ，炎症性マーカー（IL-2，IL-7，IL-10，G-CSF，IP-10，MCP-1，MIP-1，TNF-α）が有意に高いことが明らかになった[21]．中国で最近行われた研究では，SARS-CoV-2 における詳細な免疫病理学的な報告がされており，重症な COVID-19 患者は「病原性 Th1 細胞や炎症性単球による（略）過剰に活性化された免疫反応」を呈するとされている．またこの知見は，COVID-19 患者の献体から採取した肺生検標本の免疫組織学化学分析によっても支持されている[22,23]．二次性もしくはウイルス誘発性の血球貪食性リンパ組織球症（HLH）や過炎症症候群がこれらの患者の状態悪化の根底にある原因であると，示唆する文献が次々と発表されている．この疾患の経過は，COVID-19 患者でも同様の様相を呈し，臨床的な特徴としては，解熱しない発熱，血球減少，高フェリチン血症，肺病変などが挙げられる[24,25]．COVID-19 患者で考慮されている免疫制御による治療は"マネジメント"の項目で取り上げる．

---

19. Channappanavar R, Perlman S. Pathogenic human coronavirus infections: causes and consequences of cytokine storm and immunopathology. Semin Immunopathol2017;39(5):529-539 .

20. Chen C, Zhang XR, Ju ZY, et al. [Advances in the research of cytokine storm mechanism induced by corona virus disease 2019 and the corresponding immunotherapies].Zhonghua Shao Shang Za Zhi 2020;36:E005-E005 **(Basic science review)** .

21. Huang C, Wang Y, Li X, et al. Clinical features of patients infected with 2019 novel coronavirus in Wuhan, China. Lancet 2020;395(10223):497-506 **(Prospective study; 41 patients)** .

22. Yonggang Zhou BF, Xiaohu Zheng et al. Pathogenic T cells and inflammatory monocytes incite

SARS-CoV-2 は，SARS-CoV-1 と同様の ACE2 受容体を通して，ヒトの2 型肺胞上皮細胞に侵入する[26]．多施設後ろ向きコホート研究によると，COVID-19 と診断された入院を要する患者において，院内死亡と関連するリスク因子は，高血圧が最も多く（30%），続いて糖尿病が挙げられる（19%）[27]．

inflammatory storm in severe COVID-19 patients. 2020 . Accessed March 22, 2020.

23. Xu Z, Shi L, Wang Y, et al. Pathological findings of COVID-19 associated with acute respiratory distress syndrome. Lancet Respir Med 2020 .

24. Mehta P, McAuley DF, Brown M, et al. COVID-19: consider cytokine storm syndromes and immunosuppression. The Lancet .

25. Seguin A, Galicier L, Boutboul D, et al. Pulmonary involvement in patients with hemophagocytic lymphohistiocytosis. Chest 2016;149(5):1294-1301 .

26. Hoffmann M, Kleine-Weber H, Schroeder S, et al. SARS-CoV-2 cell entry depends on ACE2 and TMPRSS2 and is blocked by a clinically proven protease inhibitor. Cell2020 :S0092-8674(0020)30229-30224 **(Basic science research)** .

27. Zhou F, Yu T, Du R, et al. Clinical course and risk factors for mortality of adult inpatients with COVID-19 in Wuhan, China: a retrospective cohort study. Lancet (London, England) 2020:S0140-6736(0120)30566-30563 **(Retrospective cohort study; 191 patients)** .

ACE 阻害薬 , ARBs, NSAIDs

SARS-CoV-2 が ACE2 受容体に結合することから，一般的に使用される降圧薬の一種である ACE 阻害剤（ACE-I）やアンジオテンシン受容体拮抗薬（ARB）と，COVID-19 の重症化リスク上昇との潜在的な関連性があるのではないかと，ここ数週間で指摘されている．現時点では，European Society of Cardiology, American College of Cardiology, American Heart Failure Society, Heart Failure Society of America の公式勧告によると，ACE-I や ARB を服用している患者は，その内服を継続するべきであると取りまとめられている．European Society of Cardiology では，「COVID-19 感染のために，ACE-I や ARB による治療を中断するべきという臨床的・科学的根拠は存在しない」と述べている [28]．また，HFSA/ACC/AHA による共同声明でも，「COVID-19 患者に ACE-I や ARB を使用することに対して利益・不利益を示す実験的・臨床的データは存在しない」と述べている [29]．

ACE2 受容体に結合した SARS-CoV-2 との相互作用が生じるという仮説に基づけば，イブプロフェンのような NSAIDs の使用に関しても同様の懸念が生じる．現状では NSAIDs の使用が COVID-19 を増悪させることを示唆する科学的根拠は存在しない．この問題を調査するために前向き多施設研究が行われなければいけないことは明らかである．これらの薬剤の使用における理論的な利点と害に関する議論は "Nephrology Journal Club" で見ることができる．

---

28. European Society of Cardiology. "Position statement of he ESC Council on hypertension on ACE-inhibitors and angiotensin receptor blockers." 2020; Accessed March 17, 2020. **(Position statement)**

29. American College of Cardiology. HFSA/ACC/AHA statement addresses concerns re: using RAAS antagonists in COVID-19. 2020 Accessed March 20, 2020. **(ACC statement)**

予 防（流行曲線をゆるやかにする）

　中国本土における厳格な渡航制限と検疫措置の実施に伴う感染拡大の動的変化から，我々は多くのことを学ぶことができる．The Lancet 誌に掲載された数理統計学モデルによると，武漢市における 1 日当りの再生産数（Rt）の中央値は，渡航制限が開始される 1 週間前の 2.35（95% 信頼区間：1.15 ～ 4.77）から渡航制限開始 1 週間後の 1.05（95% 信頼区間：0.41 ～ 2.39）まで減少したと試算された[30]．広い範囲に及ぶ，政府による介入や社会的な介入の効果は，複数のデータドリブン分析によって示されており，このことによってすべての政府は「早期発見・隔離・治療を最優先とすること」「十分な医療資源を供給すること」「包括的な治療戦略を持ちながら指定病院へ入院させるシステムを確立すること」を進めていくに違いないであろう[30,31]．Hellewell らは，COVID-19 の発生をパラメータ化した確率的感染拡大モデルを使用することで，「非常に効果的な症例追跡と隔離によって 3 ヵ月以内の COVID-19 における新規アウトブレイクを十分制御できる」と結論づけている[32]．

　インペリアル・カレッジ・ロンドンと WHO は，2020 年 3 月 16 日に研究を発表し，SARS-CoV-2 の感染拡大速度を低下させる 2 つの基本的戦略を比較した．(1)「緩和：これは流行の拡大を遅らせることに焦点を当てているが，必ずしも流行を阻止することに焦点を当てているわけではない．重症化のリスクが高い人々を感染から守りながら医療需要のピークを減らすことに主眼をおいている．」(2)「抑圧：感染の拡大を抑制するこ

30. Kucharski AJ, Russell TW, Diamond C, et al. Early dynamics of transmission and control of COVID-19: a mathematical modelling study. Lancet Infect Dis 2020:S1473-3099(1420)30144-30144 **(Epidemiological mathematic modeling study)** .
31. Fang Y, Nie Y, Penny M. Transmission dynamics of the COVID-19 outbreak and effectiveness of government interventions: a data-driven analysis. J Med Virol **(Epidemiological mathematic modeling study)** .
32. Hellewell J, Abbott S, Gimma A, et al. Feasibility of controlling COVID-19 outbreaks by isolation of cases and contacts. The Lancet Global Health .

とで，感染者数を低いレベルまで減らし，それをずっと維持させること」である．この研究によると，「理想的な緩和政策（つまり，疑い症例の自宅隔離と，高齢者やその他重症化のリスクが高い人々への社会的距離戦略）によって，ピーク時の医療需要を 2/3，死亡者数を半減できる」ことが明らかになっている．しかし緩和された流行が生じた場合，それでも何十万人もの死者が生じ，医療システム（特に集中治療室）は逼迫するであろう[33]．このことは SARS-CoV-2 の蔓延に対して，現在各国が講じている積極的な措置を説明・支持するものである．

イタリアからの報告によると，COVID-19 患者のケアに携わる医療従事者の最大 20% がウイルスに感染するとされている．また時に死亡するとも報告されている[34]．最も必要とされている時に，病気に罹ることで医療従事者を失ってしまうということは，大量の患者によってすでに限界にまで達している医療システム崩壊の臨界点となるかもしれない．イタリアでの危機を認識することによって，すべての医療従事者に感染予防策を徹底することの重要性が強調される．これは，救急外来における感染予防のコンプライアンスを常に監視する人を決め，いくつかのシステムを用いることで達成される．

33. Ferguson NM, Laydon D, Nedjati-Gilani G, Imperial College COVID-19 Response Team, et al. Impact of non-pharmaceutical interventions (NPIs) to reduce COVID-19 mortality and healthcare demand. 2020 Accessed: March 22, 2020.
34. Remuzzi A, Remuzzi G. COVID-19 and Italy: what next? Lancet. **(Health policy editorial)**.

感染コントロール

　コロナウイルス属の感染の仕組みや，SARS-CoV-1 や MERS-CoV アウトブレイクにおける感染パターンの記録から考えると，SARS-CoV-2 の感染経路は，主に飛沫感染と接触感染であると推測される．ただし，血清学的検査が陽性の患者の糞便からもウイルスが検出されている．米国国立衛生研究所（NIH），プリンストン大学，カリフォルニア大学ロサンゼルス校の研究者らによる，New England Journal of Medicine 誌に発表されたプレプリント論文によると，様々な物質の表面における SARS-CoV-2 の半減期は，以下のように推定されている．エアロゾル：1.1 時間，銅：0.77 時間，厚紙：3.46 時間，鉄：5.46 時間（訳注：原著では 5.63 時間），プラスチック：6.81 時間[35]．これらの結果は，SARS-CoV-2 の感染経路がエアロゾルおよび接触感染である可能性が高いことを示唆し，SARS-CoV-2 の高い感染率が報告されていることを裏付けている．

　WHO も CDC も，感染制御ガイドラインで，SARS-CoV-2 のウイルスを減らす際に徹底した手指衛生が重要であると強調している．これは，日本の沿岸海域で検疫措置を受けていたクルーズ船・ダイアモンド・プリンセス号に乗船していた無症候性キャリアの存在によって発生した懸念事項である．同様に，病原体保有者（確定例・疑い例）や流行地からの旅行者との直接的な接触のない COVID-19 患者に関する報告が世界中で増加している[36,37]．血清学的検査陽性の患者の糞便から SARS-CoV-2 が検出されたという中国 CDC からの報告から考えると，糞口感染，ひいては手指からの

---

35. van Doremalen N, Bushmaker T, Morris D, et al. Aerosol and surface stability of HCoV-19 (SARS-CoV-2) compared to SARS-CoV-1. medRxiv 2020 **(Basic science virology research)**.

36. Lesney M. "WHO Urges That 'Window of Opportunity' on Containing Novel Coronavirus Not Be Missed." Medscape Medical News. Accessed February 20, 2020. **(Medical news site)**

37. CNBC Live. "World Health Organization holds a news conference on the coronavirus outbreak, 2/21/20.".

38. Zhang Y, Chen C, Zhu S, et al. Isolation of 2019-nCoV from a stool specimen of a laboratory-confirmed case of the coronavirus disease 2019 (COVID-19). China CDC Weekly 2020;2(8):123-

感染の可能性は極めて高いといえる [38]．患者・医療従事者は標準的な手指衛生の方法（特にトイレの後，食事の前後，鼻をかんだ後，咳やくしゃみをした後などに最低でも 20 秒，石鹸と流水で手を洗う）に準拠するべきである．もし石鹸や流水が使用できない場合は，60％以上の濃度のアルコール含有消毒液を使用するべきである [5]．

濃厚接触および曝露した疑いがある人に対するガイドラインの追補には，即時の受診・14 日間の経過観察・咳や上気道症状がある場合のフェイスマスク着用・公共交通機関ではない交通手段を可能な限り使用する・患者が来院する前に事前に告知しておく・換気している環境下で 500mg/L の濃度の塩素配合された消毒剤での輸送車両の消毒が記載されている [39]．ただし，直近の症例報告や研究によると，潜伏期間が 0 ～ 24 日と幅広いため，推奨される観察期間は容易に変更されるということに留意すること [40,41]．

N95 マスクやその他の個人防護具が不足していることを考えると，必要な医療物資の在庫状況が変化することを考慮している現在の推奨事項に従う必要が高まっている．これらは 表 9 に記載されているリンクを利用することでリアルタイムで状況のフォローができる．また，直近の空気感染隔離室だけではなく，施設内のユニット策定と COVID-19 疑い患者や確定患者を診療する専任スタッフの確保に対する推奨がされている [2]．

124 **(China CDC website; translated)**．

5.　United States Centers for Disease Control and Prevention. "2019 Novel Coronavirus (COVID-19)." 2020; Accessed March 22, 2020. **(CDC website)**

39. Jin Y-H, Cai L, Cheng Z-S, et al. A rapid advice guideline for the diagnosis and treatment of 2019 novel coronavirus (2019-nCoV) infected pneumonia (standard version). Military Medical Research 2020;7(1):4 **(Clinical practice guidelines – US)**．

40. Bai Y, Yao L, Wei T, et al. Presumed asymptomatic carrier transmission of COVID-19.JAMA 2020 Feb 21 [Epub ahead of print] **(Case report)**．

41. Guan W-J, Ni Z-Y, Hu Y, et al. Clinical characteristics of coronavirus disease 2019 in China. N Engl J Med 2020 Feb 28 [Epub ahead of print] **(Retrospective cohort analysis; 1099 patients)**．

2.　Wang D, Hu B, Hu C, et al. Clinical characteristics of 138 hospitalized patients with 2019 novel coronavirus–infected pneumonia in Wuhan, China. JAMA 2020 **(Retrospective, single-center case series; 138 patients)**．

個人防護具の使用

　個人防護具（PPE）の脱着は，SARS-CoV-2 の感染拡大の観点から見ても，医療者 - 患者間で接触する際，最も危険性の高い行為であることが多い．COVID-19 を疑う患者もしくは確定患者の診察が終了した後の PPE の適切な脱着について，EMCrit の救急医がまとめた簡単な手順を下記に記載する [42]（表 2 を参照）．

　加えて，ビデオへのリンクは右の QR コードをクリック．

表 2. 個人防護具の適切な脱着手順

病室内で（もしくは前室で）
1. 手袋をアルコール消毒液で消毒する
2. ガウンと手袋を外す
   a. ガウンを前方に引っ張り，ちぎる
   b. ガウンを汚染面が内側になるように丸め込み，畳んで「手袋・ガウンのボール」を作る
3. 手をアルコール消毒液で消毒する
4. フェイスシールドを外す
   a. 汚染されている可能性があるのでフェイスシールドの前方を触らない
   b. フェイスシールドのヒモを持って外す
5. 手をアルコール消毒液で消毒する

病室の外で
1. 使用した N95 マスクもしくはサージカルマスクを , ゴム紐を引っ張って外す
   a. マスクの前面は汚染されている可能性があるため触らない
   b. 手やマスクの紐が顔に触れないようにする
2. 手をアルコール消毒液で消毒する

PPE の装着・脱着に関しての正しい手順のビデオは YouTube から参照できる。

---

42. Farkas J. "When to transition from HFNC to intubation (when to determine that the patient has 'failed' HFNC)." Accessed March 16, 2020. **(Website)**

救急外来での評価と診断

　イタリアのベルガモでの経験より，他の医療機関でのCOVID-19患者対応のシステム作成に役立つモデルが提唱された．同地域の救急外来では，短期間に重症呼吸不全の患者が多数発生したため，迅速な対応が必要となった．推奨事項の要約を表1に示した．なお，推奨事項は現時点でのデータ収集に基づくものである．

　救急外来のスタッフは，すべての患者，特に発熱，咳，呼吸困難，呼吸器症状のある患者を診察する際には，SARS-CoV-2感染を強く疑って診察をするべきである．CDCは当初は武漢市への渡航警告を発表し，同地域への渡航歴，または渡航患者との接触歴をリスクと考えていた．しかし，現在は武漢市以外でもパンデミックの状態となり，SARS-CoV-2感染の除外基準として中国への渡航歴・接触歴はもはや重要ではなくなった．

臨床的特徴

　2020年1月下旬，SARS-CoV-2感染の臨床的特徴，経過，予後について，過去の致命的なコロナウイルス感染（MERS-CoVおよびSARS-CoV-1）と比較したデータがThe Lancet誌に発表された[21,43]．その後，1,099人の患者を対象としたCOVID-19の臨床的特徴についての多施設後ろ向きコホート研究がThe New England Journal of Medicine誌に発表された[41]．

21. Huang C, Wang Y, Li X, et al. Clinical features of patients infected with 2019 novel coronavirus in Wuhan, China. Lancet 2020;395(10223):497-506 **(Prospective study; 41 patients)**.
43. Wang C, Horby PW, Hayden FG, et al. A novel coronavirus outbreak of global health concern. Lancet 2020;395(10223):470-473 **(Epidemiologic review)**.
41. Guan W-J, Ni Z-Y, Hu Y, et al. Clinical characteristics of coronavirus disease 2019 in China. N Engl J Med 2020 Feb 28 [Epub ahead of print] **(Retrospective cohort analysis; 1099 patients)**.

この研究では，重症，非重症を The American Thoracic Society の市中肺炎ガイドラインで定義されているように症候的に分類[44] し，重症患者は非重症患者に比べて，年齢は中央値で 7 歳高齢であり，高血圧症（23.7％ vs 13.4％）と糖尿病（16.2% vs 5.7％）の合併率が高いと報告された．MERS-CoV および SARS-CoV-1 と比較した SARS-CoV-2 の早期の特徴を表 3 にまとめた．

表 3. SARS-CoV-2 の発生初期段階での疫学・臨床的特徴 :MERS-CoV，SARS-CoV-1 との比較			
臨床的特徴	SARS-CoV-2	MERS-CoV	SARS-CoV-1
疫 学 [a, b]			
患者数	236,420	2494	8096
死亡数	9790	858	744
死亡率	4.38%	37%	10%
患者背景 [b, c]			
発生日	2019 年 12 月	2012 年 6 月	2002 年 11 月
発生地域	武漢 (中国)	ジッダ (サウジアラビア)	広東省 (中国)
年齢	51 (IQR 35-58)	56 (range 14-94)	40 (range 1-91)
性別（男：女）	1.4：1	3.3：1	1：1.25
症 状 (%)[b, c]			
発熱	44*	98	99-100
乾性咳嗽	68	47	29-75
呼吸苦	19	72	40-42
咽頭痛	14	21	13-25
下痢	3.8	26	20-25
酸素需要 [b,d]（%）			
酸素療法	82	--	--
人工呼吸器管理	3.0	80	14-20
NIV	30	--	--
鼻カヌラ	49	--	--

[a]2020 年 3 月 15 日現在の SARS-CoV-2 の疫学統計は , Johns Hopkins CSSE global tracker[1] に基づく．
[b] MERS-COV および SARS-COV-1 の疫学統計は，Chaolin Huang らによる報告に基づく [21]．
[c]SARS-CoV-2 の疫学統計は , Wei-ie Guan らによる 2020 年 1 月 29 日までの中国本土の 30 省，自治区，および市の 552 病院で確認された COVID-19 患者 1099 人を対象とした多施設後ろ向き研究[41] に基づく．
[d]2020 年 3 月 13 日に発表された COVID-19 肺炎が確認された患者 201 人を対象とした後ろ向きコホート研究[48] に基づく．
＊患者の 44％が発熱していたが，これらの患者の 89％は入院中の発熱であった．

25

2020 年 3 月 18 日，SARS-CoV-2 感染症では，下痢などの消化器症状が多いという研究が武漢市のグループにより American Journal of Gastroenterology 誌に発表された[46]．SARS-CoV-2 患者 204 人のうち，99 人（48.5%）で消化器症状があり，7 人が呼吸器症状はなく消化器症状のみだった．これは単なる呼吸器疾患として捉えるという現在の定説と食い違っており，前述したように中国で観察された糞口感染パターンと一致している消化器症状のある患者は,呼吸器症状のみの患者よりも予後は悪く，消化器症状のない患者のほうが，消化器症状のある患者よりも治癒して退院する割合が高かった（60% vs 34.3%）．著者らは消化器症状の有無により死亡率と罹患率に関与した因子を特定することができず，今後のさらなる研究が必要と考えている[46]．

Andrea Duca らは，ベルガモのデータを用いて，肥満と重症度や挿管 / 集中治療の関連性を報告した．その報告では，救急外来で NIV または気管挿管が必要になった患者の割合が，Wu ら[45]の報告と同程度であり，COVID-19 の疑いで入院した患者の最大 31% を占めている．救急外来で NIV を開始した患者のうち，入院中に挿管が必要となる患者がどれくらいいるのか，また酸素を使用している患者のうち，どれくらいの患者が悪化して挿管が必要になるのかは，現時点ではわかっていない．これらのデータは現在収集・解析中であり，間もなく公表されるだろう．

---

44. Metlay JP, Waterer GW, Long AC, et al. Diagnosis and treatment of adults with community-acquired pneumonia. An official clinical practice guideline of the American Thoracic Society and Infectious Diseases Society of America Am J Respir Crit Car Med 2019;200(7):e45-e67 (**American Thoracic Society and Infectious Diseases Society of America official clinical practice guideline**)．

45. Wu C, Chen X, Cai Y, et al. Risk factors associated with acute respiratory distress syndrome and death in patients with coronavirus disease 2019 pneumonia in Wuhan, China. JAMA Intern Med 2020 Mar 13 [Epub ahead of print] (**Retrospective cohort study; 201 patients**)．

46. Pan L, Mu M, Ren Hg, Yang PC. Clinical characteristics of COVID-19 patients with digestive symptoms in Hubei, China: a descriptive, cross-sectional, multicenter study.American Journal of Gastroenterology. 2020．Accessed March 22, 2020.

SARS CoV-2 検査

　SARS-CoV-2 のアウトブレイクの最初の報告から 1 ヵ月以内に，CDC は SARS-CoV-2 を検出するためのリアルタイム逆転写ポリメラーゼ連鎖反応（rRT-PCR）検査を開発した．当初は米国での診断検査は CDC のみが行っていたが，International Reagent Resource（IRR）により，州レベルでも検査が可能となった．IRR はインフルエンザの研究と検出を目的に CDC により設立されたが，現在では新型インフルエンザとコロナウイルスまで対象を拡大している[47,48]．ウイルスパネルテストで検査可能なのは，ヒトコロナウイルスの初期型，すなわちヒトコロナウイルス 229E，NL63，OC43，および HKU1 のみである[49]．SARS-CoV-1，MERS-CoV，および SARS-CoV-2 は特殊なアッセイが必要である．残念ながら，米国では検査キットの欠陥（試薬の問題が原因）により，米国内の大半で利用可能であった検査ができなかった．表 4 に SARS-CoV-2 検査に関する現在の推奨事項をまとめた．

表 4. SARS-CoV-2 検査の推奨事項

1.COVID-19 を示唆する症状・所見のある入院患者は，感染予防策を決定するために検査を行うべきである.

- 図 1 にも記載したように，COVID-19 が臨床的に疑われる場合には，X 線所見にかかわらず，真に COVID-19 である可能性が高い．最初の検査が陰性の場合でも，偽陰性の可能性が高いため，3 日間あけてから再検査をすべきである．
- COVID-19 が疑われた患者で，初回の PCR が陰性だったが，繰り返しの PCR 検査で 15/64 人（23%）が陽性となった．これは PCR の感度が <80% であることを示す．PCR 陰性から陽性への転換には数日かかると考えられており，CT では PCR より早期に異常所見が出現する．胸部 CT と比較した肺超音波検査の感度および有用性については，「肺超音波検査」の項目を参照．

2. 次に示すハイリスク群は，症状が軽度であっても早期に主治医に連絡すべきである.

ハイリスク群とは，高齢者，慢性疾患，免疫不全状態，糖尿病，心臓病，慢性肺疾患，慢性腎臓病，免疫抑制剤の投与を受 けている患者のこと．

47. United States Centers for Disease Control and Prevention. "IRR (International Reagent Resource)." Accessed February 20, 2020. **(CDC website)**

48. United States Centers for Disease Control and Prevention. "CDC Tests for COVID-19." Accessed February 20, 2020. **(CDC website)**

49. Legacy Health. "Respiratory Panel by PCR." Accessed February 20, 2020. **(Healthcare provider website)**

50. Ai T, Yang Z, Hou H, et al. Correlation of chest CT and RT-PCR testing in coronavirus disease 2019 (COVID-19) in China: a report of 1014 cases. Radiology 2020 Feb 26:200642 [Epub ahead of print]

米国でのアウトブレイクの拡大に伴い，検査の政策についての議論が絶えない．当初は，COVID-19 が疑われるもしくは陽性患者との接触歴のある医療従事者，または症状発症から 14 日以内に流行地域への滞在歴のあるすべての人を検査するというのがこれまでの推奨であった．この時点では，曝露歴のある無症候性の医療従事者，または曝露および / または旅行歴のあるその他の無症候性の患者へは検査<u>し</u>ないことが推奨されていた．また，「入院する必要のない患者は，検査する必要がない」という推奨は撤回された．これらの推奨事項が再び変更されるかどうかは，現時点では不明である．

　疫学的要因は，SARS-CoV-2 検査を行うかどうかの判断の一助となりうる．コミュニティでの COVID-19 感染拡大が判明している地域においては，検査をするかどうかの判断に役立つかもしれない．しかし，多くの地域や病院ではすべての人を検査することができないため，このような推奨は撤回されることになった．SARS-CoV-2 検査へのアクセスと信頼性への懸念が高まり，連邦，州，地方レベルでは推奨は異なっている．ただし，検査を考慮する時には，中国での初期の研究でも報告されているように，少なくとも 24 時間間隔（イタリアでは 3 日間）で 2 回の陰性を確認することが，COVID-19 を除外するために必要であることを忘れてはならない[51]．

　これらから，軽い症状，発熱，軽度の下痢，咳があるだけで病院に受診をすることは，自分自身や周囲の患者にとってデメリットのほうが大きい可能性が高いということを，救急医は一般市民に再度アナウンスすべきである．呼吸困難，高熱（39℃以上），経口摂取困難などの重篤な症状があ

(Retrospective cohort analysis; 1014 patients).

51. Xiaojing W, Ying C, Xu H, et al. Co-infection with SARS-CoV-2 and influenza a virus in patient with pneumonia, China. Emerg Infect Dis 2020;26(6) [Epub ahead of print].

る場合は，病院を受診すべきである．また，症状に懸念がある人，増悪リスクの高い家族にうつさないか心配な人については，感染拡大のリスクを最小限に抑えつつ，社会的距離の取り方，自己隔離，電話相談，ドライブスルー型のスクリーニングクリニックの利用（必要に応じて）などを実践するように留意すべきである．このレビューの範囲を超えているが，医療スタッフの健康および患者のケアの必要性と，無症候性の医療従事者からの院内感染の拡大を最小限に抑える必要性を天秤にかける機関や部門の方針については，今後も議論を続けていく必要があるだろう．

■合併感染症の検査

米国で SARS-CoV-2 がアウトブレイクした当初は，感染症 / 感染予防当局の推奨に基づいて，他の呼吸器感染症（インフルエンザなど）の検査を実施することが推奨された．しかし，他のウイルスとの共感染の有無が COVID-19 の検査・評価に与える影響については現在も議論されている．

感染症専門医らへのインタビュー，救急医療と COVID-19 双方に特化したいくつかの国内 / 国際フォーラムの協議などの文献を徹底検索したところ，SARS-CoV-2 と他のウイルスについて分析した中国のピュアレビューされていない研究（n=8,274）を 1 件だけ見つけることができた（「この論文は出版前であり，査読を受けていない医学的研究であるため，臨床の指針とすべきではない」と出版社は注意書きをしている）．この研究では，COVID-19 患者の 5.8％が他のウイルスと合併感染しており，非 SARS-CoV-2 感染の 18.4％が他のウイルスと合併感染を起こしていた[52]．さらに，

52. Wang M, Wu Q, Xu W, et al. Clinical diagnosis of 8274 samples with 2019-novel coronavirus in Wuhan. medRxiv [Preprint] **(Non-peer reviewed research, preprint)**.
53. Shah N. "Higher co-infection rates in COVID19." 2020; Accessed March 18, 2020. **(Website post)**

カリフォルニア州公衆衛生局の要請により，スタンフォード・メディシン・データの科学者が報告したデータでは，SARS-CoV-2 陽性者 49 人のうち，11 人（22.4％）が他のウイルスとの合併感染していた[53]．すなわち，他のウイルスの感染の有無にかかわらず，臨床医は SARS-CoV-2 を強く疑う必要がある．

■検査マーカーと患者特性

The Lancet 誌に発表された研究では，臨床検査マーカーの一変量解析では，以下の要因が死亡率の増加と関連があった．高齢者，リンパ球減少，白血球減少，ALT ↑，LDH ↑，高感度心筋トロポニン I ↑，クレアチンキナーゼ↑，D- ダイマー↑，血清フェリチン↑，IL-6 ↑，プロトロンビン時間↑，クレアチニン↑，およびプロカルシトニン↑[27]．多変量回帰モデルは，高齢（オッズ比 [OR]：1.10，95％ CI：1.03 ～ 1.17/ 年増加，P = 0.0043），SOFA score 高値（5.65，2.61 ～ 12.23，P < 0.0001），および入院時の D- ダイマー >1 mcg/mL（18.42，2.64 ～ 128.55，P = 0.0033）は，院内死亡率の増加を示した[27]．その図は The Lancet 誌で確認できる．

最近発表された COVID-19 患者のプロカルシトニンに関するメタアナリシスでは，プロカルシトニンは合併症のない COVID-19 患者では正常範囲内であり，プロカルシトニンの上昇は，COVID-19 が重症化し細菌感染を反映している可能性があることを示唆した[54]．COVID-19 患者のメタアナリシスでは，血小板減少は重症化と関連しており，血小板数の大幅な減少は，状態悪化の予測因子であることが明らかになった[55]．表 5 に

---

27. Zhou F, Yu T, Du R, et al. Clinical course and risk factors for mortality of adult inpatients with COVID-19 in Wuhan, China: a retrospective cohort study. Lancet **(London, England) 2020:S0140-6736(0120)30566-30563 (Retrospective cohort study; 191 patients)**.

54. Lippi G, Plebani M. Procalcitonin in patients with severe coronavirus disease 2019 (COVID-19): a meta-analysis. Clin Chim Acta 2020 Mar 4;505:190-191 [Epub ahead of print].

COVID-19 患者の血液検査と重症度およびマネジメントについて示した.

表 5. COVID-19 患者の血液検査の特徴および重症度評価

血液検査	COVID-19 での異常所見 [27]
血 算	リンパ球減少,血漿板減少 [55] は重症度と関連 [56]
生化学	軽度〜中等度の AST/ALT 上昇,クレアチニン上昇は重症化と関連 [56, 27]
凝固系	プロトロンビン時間の延長は重症度と関連 D-dimer の著明な上昇:死亡の予測因子
LDH	著明な上昇は重症度と関連
CK	上昇は死亡と関連 COVID-19 に合併した横紋筋融解症の症例報告あり [56]
プロカルシトニン	ウイルス感染のみであれば正常範囲内 上昇時は細菌感染を示唆 [54]
フェリチン	免疫応答(サイトカインストーム)で見られるバイオマーカーで,重症例で,著明な上昇 [27],特に二次性血球貪食症と関連 [24]
IL-6	上昇は重症度と関連
BNP/トロポニン *	冠動脈疾患や心不全との関与のない上昇は重症度と関連 [57];ただし,臨床的に疑わしい場合は,ルーチンのチェックは必要ない
インフルエンザ・RS ウイルスなどの迅速検査	6〜22%(小児では 40%)が合併感染 [53, 54, 58]

* COVID-19 では,BNP/トロポニンがしばしば上昇しているが,その機序は不明である.American College of Cardiology によると,心不全や急性心筋梗塞が疑われる場合には,トロポニンと BNP のみを測定することが推奨されている.COVID-19 は,これらのマーカーの上昇に重要な役割を果たしているだろうが,これらの上昇だけでは COVID-19 の有無を判断できるわけではない.COVID-19 によるウイルス性心筋炎は存在するだろうと思われるが,これを調査するためにさらなる研究が必要である.

Source from American College of Cardiology

55. Lippi G, Plebani M, Michael Henry B. Thrombocytopenia is associated with severe coronavirus disease 2019 (COVID-19) infections: a meta-analysis. Clin Chim Acta 2020 Mar 13 pii:S00009-8981(20)30124-8 [Epub ahead of print] .

2020 年 3 月 17 日に発表された CDC のデータによると，若年層の入院率が想定より多いことが明らかとなった．表 6 は最新の入院率を示しており，20 〜 44 歳で最大 20 ％の入院率であることがわかった．幸いなことに発表時点で，米国では小児の死亡例が報告されていない（「小児」の項目を参照のこと.）

表 6. COVID-19 患者の年齢別の入院率 ,ICU 入室率 , 死亡率 (2020 年 2 月 12 日~3 月 16 日の米国での データ)			
年 齢（患者数）	％ *		
	入院率	ICU 入室率	死亡率
0-19 歳（123）	1.6-2.5	0	0
20~44 歳（705）	114.3-20.8	2.0-4.2	0.1-0.2
45-54 歳（429）	21.2-28.3	5.4-10.4	0.5-0.8
55-64 歳（429）	20.5-30.1	4.7-11.2	1.4-2.6
65-74 歳（409）	28.6-43.5	8.1-18.8	2.7-4.9
75-84 歳（210）	30.5-58.7	10.5-31.0	4.3-10.5
>85 歳（144）	31.3-70.3	6.3-29.0	10.4-27.3
計（2449）	20.7-31.4	4.9-11.5	1.8-3.4

* 下限値 = 全年齢層での入院数・ICU 入室・死亡した人数
　上限値 = 既知の入院患者での全年齢層での入院数・ICU 入室・死亡した人数

Source from Centers for Disease Control and Prevention

画像検査

COVID-19患者の胸部画像所見は，過去のSARS-CoV-1およびMERS-CoVアウトブレイク時に見られた所見と類似している．41例のCOVID-19におけるコホート分析では，1人を除くすべての患者に両側の肺病変を認めた[21,59]．COVID-19患者21人のコンピュータ断層撮影（CT）スキャンの研究では，CTスキャンが正常であったのは3人（14%）であり，診断時のCTスキャン所見でスリガラス状陰影のみを認めたものが12人（57%），スリガラス状陰影とコンソリデーション双方が認められたのは6人（29%）であった．15人（71%）の患者は2葉以上に病変があり，16人(76%)が両側性であった[60]．つまり，胸部CTで陽性所見を示した18人の患者すべてにスリガラス状陰影が認められ，18人中12人に小葉のコンソリデーションが認められた[60]．

中国湖南省の4施設から後ろ向きに分析されたCOVID-19肺炎101例のデータによると，CT上の病変は，末梢分布（87.1%），両側病変（82.2%），下肺優位（54.5%），多巣性（54.5%）を示す可能性が高いことがわかった[61]．これらの所見，特に病変の末梢分布は，COVID-19肺炎を検出する肺超音波検査の能力を反映している．

マネジメントの変更につながることはほとんどないので，ウイルスの院内拡散する確率，CTスキャン撮像には資源がかかるというその性質，不安定な低酸素血症患者を搬送するリスクを考慮すると，COVID-19患者の

21. Huang C, Wang Y, Li X, et al. Clinical features of patients infected with 2019 novel coronavirus in Wuhan, China. Lancet 2020;395(10223):497-506 **(Prospective study; 41 patients)** .

59. Li YM, Wang SX, Gao HS, et al. [Factors of avascular necrosis of femoral head and osteoporosis in SARS patients' convalescence]. Zhonghua Yi Xue Za Zhi2004;84(16):1348-1353 **(Retrospective study; 40 patients)** .

60. Chung M, Bernheim A, Mei X, et al. CT imaging features of 2019 novel coronavirus (2019-nCoV). Radiology200230 **(Retrospective study; 21 patients)** .

61. Zhao W, Zhong Z, Xie X, et al. Relation between chest CT findings and clinical conditions of

ルーチンでの CT スキャンは推奨されていない．The American College of
Radiology は，主に入院を要する有症状の患者で，他の病態を有する可能
性を考慮する場合には控えめに CT 検査を行うことを支持している[62]．図6
に，COVID-19 肺炎が疑われる患者における画像検査のスキーマを示す．

図 6．呼吸器症状のある COVID-19 肺炎が疑われる患者の画像化のためのスキーマ			
初期評価 - 胸部単純 X 線 - 肺超音波検査（B ラインを探すための徹底した "lawn-mower " 試験）			
胸部 X 線：陰性 肺超音波検査：陰性	胸部 X 線：陰性または微妙な異常 肺超音波検査：まだらに B ラインあり	胸部 X 線：まだらな浸潤影または明確にびまん性の異常あり 肺超音波検査：陰性	胸部 X 線：まだらな浸潤影 肺超音波検査：まだらに B ラインあり
↓	↓	↓	↓ c
これ以上の画像化なし ーもし症状持続や増悪があれば胸部単純 X 線と肺超音波検査を繰り返す	マネジメントに影響する場合，CT スキャン考慮	**これ以上の画像検査はおそらく不要** ーマネジメントに影響することがなさそう ー他の感染症の懸念がある免疫不全患者で検査を考慮する （例：真菌、ニューモシスチス肺炎）	

適切な画像化の戦略はわかっていない．現段階では胸部単純 X 線と肺超音波検査をすることは賢明といえる．所見があいまいな状況では、CT が役割を持つ可能性がある．しかし，一般的には CT で臨床マネジメントを変えることはあまりない（軽症の COVID-19 の治療は支持療法であるため）．

The Internet Book of Critical Care, "COVID-19", Joshua Farkas, MD, 2020, available at EMcrit の許可を得て転載．

---

coronavirus disease (COVID-19) pneumonia: a multicenter study. AJR Am J Roentgenol 2020:1-6 .

62. American College of Radiology. ACR recommendations for the use of chest radiography and computed tomography (CT) for suspected COVID-19 infection. 2020 . Accessed March 22, 2020.
(ACR recommedations)

最近の文献やイタリアの事例報告では，COVID-19 肺炎が疑われる患者をスクリーニングする方法として，肺超音波検査を使用することが支持されている．肺炎および / または急性呼吸窮迫症候群（ARDS）の評価に対し，肺超音波検査は胸部 CT と同等の結果を得られ，ポイントオブケアでの使いやすさ，繰り返しやすさ，放射線被曝がないこと，低コストという点で標準的な胸部 X 線検査よりも優れている [63]．表 7 は，胸部 CT の所見と相関する肺超音波所見の詳細であり，COVID-19 は一般的に背側部に肺病変を引き起こす [64]．イタリアでは，これは有用なスクリーニングツールであることが証明されている．（表 1 参照，p.15）

表 7.COVID-19 肺炎の CT と超音波検査の特徴 [64]

コンピュータ断層撮影（CT）	肺超音波検査
胸膜肥厚	胸膜ラインの肥厚
スリガラス状陰影と胸水	B ライン (多数，個別，融合)
肺浸潤影	コンフルエント (confluent) B ライン
胸膜下コンソリデーション	小さな (centromeric) コンソリデーション
葉をまたいだコンソリデーション 胸水は稀	葉をまたいだ / またがない (nontranslobar and translobar) コンソリデーション 胸水は稀
2 葉以上に及ぶ病変	多葉に分布する異常所見
超早期段階では陰性または非定型の肺 CT 画像．その後，疾患の進行に伴って広がり，スリガラス状陰影さらに肺コンソリデーションを呈す．	局所の B ラインは初期および軽度の感染症の主な特徴．肺胞 - 間質症候群は，進行期および重症患者の主な特徴．A ラインは回復期に見られる．不均一な B ライン を伴う胸膜肥厚は，肺線維症の患者に見られる．

63. Mayo PH, Copetti R, Feller-Kopman D, et al. Thoracic ultrasonography: a narrative review. Intensive Care Med 2019;45(9):1200-1211 **(Review)**.
64. Peng QY, Wang X-T, Zhang L-N, et al. Findings of lung ultrasonography of novel corona virus pneumonia during the 2019-2020 epidemic. Intensive Care Med 2020 Mar 12 [Epub ahead of print] **(Basic science research)**.

疾患の重症化に伴い，肺超音波の所見の進展が見られる場合がある[64]．
(図7参照)

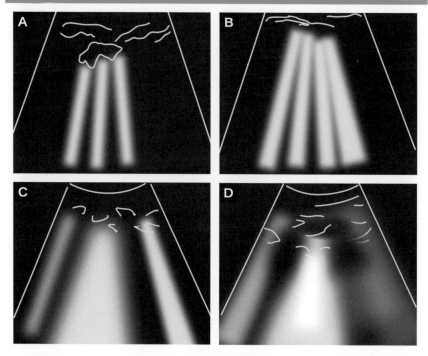

図7．COVD-19肺炎患者における肺超音波検査所見（重症度が低いものから高いものへの進展）

A：最も軽症，CTスキャンの軽いスリガラス状陰影は**散在するBライン**と相関する．
B：より多くが融合したスリガラス状陰影は，**合体したBライン**と相関する（**watortalサイン**）．
C：より重症な症例．CTスキャンと超音波に**小さな末梢の**
コンソリデーションが見られる．
D：最も重症例，**コンソリデーションの増大**を認める．

Findings of lung ultrasonography of novel corona virus pneumonia during the 2019-
2020 epidemic. Qian-Yi Peng, Xiao-Ting Wang, Li-Na Zhang, and Chinese Critical Care
Ultrasound Study Group (CCUSG). Copyright Springer Nature, 2020.

これは，COVID-19 肺炎の患者の超音波スキャンの YouTube ビデオである（Giovanni Volpicelli 医師より提供）.

COVID-19 患者の肺実質の特徴的な変化を見つけるトレーニングに関心のある医療従事者は，最近公開された高解像度胸部 CT 所見に相関する超音波画像の実例を含む Huang らの記事を参照できる [65]. 記事と画像は Research Square で見ることができる.

Military Medical Research 誌に掲載された記事 "A Rapid Advice Guideline for the Diagnosis and Treatment of 2019 Novel Coronavirus（2019-nCoV）-Infected Pneumonia（standard version）," は，いくつかの症例の迅速なアドバイスガイドラインと画像診断を提供している [39]. 図 8 は，COVID-19 患者の典型的な X 線および CT 画像を示している.

65. Huang Y, Wang S, Liu Y, et al. A preliminary study on the ultrasonic manifestations of peripulmonary lesions of non-critical novel coronavirus pneumonia (COVID-19).Accessed March 16, 2020. **(Non-peer reviewed preprint research; retrospective radiological analysis; 20 patients)**
39. Jin Y-H, Cai L, Cheng Z-S, et al. A rapid advice guideline for the diagnosis and treatment of 2019 novel coronavirus (2019-nCoV) infected pneumonia (standard version). Military Medical Research 2020;7(1):4 **(Clinical practice guidelines – US).**

図8. COVD-19 肺炎の X 線コンピュータ断層画像

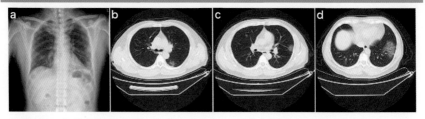

典型的な CT/X 線画像所見 (症例 2) 全身の筋肉痛と 1 週間の倦怠感，1 日前からの発熱 (39.1℃)，貧血を伴った 51 歳の男性

血液検査

白血球数：	：9.24×109/L(正常範囲)	リンパ球割合	：5.1%
リンパ球数：	：0.47×109/L(減少)	好酸球数	：0×109/L(減域少)
CRP:	：170.91mg/L(=17mg/dL 増加)	プロカルシトニン	：0.45ng/m(増加)
赤血球沈降速度	：48mm/ 時間 (増加)		

画像検査

（a）下肺野外側の液状の陰影　　　（b）左下葉のスリガラス状陰影
（c）右上肺葉後部，左上葉の腕膜下に斑状のスリガラス状陰影
（d）左下葉の基部の大きなスリガラス状陰影

公開ライセンス：the terms of Creative Commons CC BY license, Springer Nature.

Military Medical Research で利用可能

Radiology 誌に掲載された記事 "Evolution of CT Manifestations in a Patient Recovered from 2019 Novel Coronavirus (2019-nCoV) Pneumonia in Wuhan, China" では 31 日間で回復した 42 歳の COVID-19 男性患者の胸部画像の進展が 6 点，公開されている [66].

---

66. Shi H, Han X, Zheng C. Evolution of CT manifestations in a patient recovered from 2019 novel coronavirus (2019-nCoV) pneumonia in Wuhan, China. Radiology 2020;295(1); published online Feb 7 2020 **(Case report)** .

マネジメント

コロナウイルス株のいずれに感染した場合も，ウイルスに対して承認された特異的治療法はない．最近の JAMA 誌の研究で，COVID-19 肺炎を呈す患者の多くは，広域なスペクトラムを有する抗菌薬での治療〔モキシフロキサシン 89（64.4%），セフトリアキソン 34（24.6%），アジスロマイシン 25（18.1%）〕を受けており，ほとんどの患者が抗インフルエンザ療法〔オセルタミビル 124 [89.9%]〕を受けている，さらに一部の患者はステロイド剤〔グルココルチコイド療法 62（44.9%）〕を追加投与されている[2]．このパンデミックの発展的な性質を考えると，実績ある治療と管理プロトコルを実施している国や医療システムの指導を受けることが有用であると考える．そのようなガイダンスの 1 つがベルギーから，「ベルギーにおける COVID-19 感染が疑われる／確認された患者のための臨床ガイダンス（Interim Clinical Guidance For Patients Suspected Of/Confirmed With Covid-19 In Belgium）」と題されて出ている．The Italian Society of Infectious and Tropical Diseases からの勧告はこちらから閲覧できる（イタリア語版）．

追加として，ボストン医療センターの COVID-19 治療プロトコルについては，図 9 を参照されたい．

---

2. Wang D, Hu B, Hu C, et al. Clinical characteristics of 138 hospitalized patients with 2019 novel coronavirus–infected pneumonia in Wuhan, China. JAMA 2020 **(Retrospective, single-center case series; 138 patients)**.

図 9 a. ボストン医療センターの COVID-19 リソース

- COVID-19 Adult Treatment Protocol
- COVID-19 Pediatric Treatment Protocol
- COVID 19 Consolidating Care to Decrease Caregiver Touch
- Nasopharyngeal Specimen Collection Instructions
- COVID-19 Airway Management
- COVID-19

これらの臨床手順とボストン医療センターからの追加リソースについては,
以下の Web サイトを参照
www.bmc.org/covid-19-information-employees/screening-and-testing

Source: Boston Medical Center

図 9 b. ボストン医療センター COVID-19 治療プロトコル (3/19/2020)

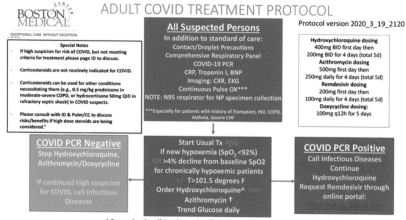

出典 : Boston Medical Center

抗ウイルス薬

　COVID-19 の治療に関する直接的なエビデンスがないことを考慮し，最近提案されたガイドラインは，主に SARS-CoV，MERS-CoV，インフルエンザ感染症の治療ガイドラインに基づいて作成されている．現在のところ，インターフェロン α 噴霧吸入（1 日 2 回の吸入），ロピナビル / リトナビル経口（1 日 2 回）の弱い推奨がある．しかし，SARS-CoV-1 および MERS-CoV 感染者における ARDS 発症率および死亡率を減少させるためのエビデンスは，症例報告に限られている[39]．最近のシステマティックレビューでは，ロピナビル / リトナビルの抗コロナウイルス効果は主に早期の使用で認められ，時間が経ってからの使用は有意な効果は認められなかったことが示されている[67]．The New England Journal of Medicine 誌で最近公開された COVID-19 の入院患者 199 人を対象としたランダム化比較試験では，ロピナビル / リトナビル治療による死亡率や臨床的改善までの時間の改善は認められなかった．　急性腎障害の合併，重症感染症，非侵襲的または侵襲的な機械的換気療法の割合などの転帰では改善が認められた．しかし，レムデシビルを使用した別研究ができるようになったため，この研究は登録を終了された[68]．現時点では，COVID-19 治療における抗ウイルス薬の併用については，その使用を支持するヒトを対象としたランダム化比較試験が現在のところ行われていないため，議論の余地がある[69,70]．

39. Jin Y-H, Cai L, Cheng Z-S, et al. A rapid advice guideline for the diagnosis and treatment of 2019 novel coronavirus (2019-nCoV) infected pneumonia (standard version). Military Medical Research 2020;7(1):4 **(Clinical practice guidelines – US)**.

67. Jiang H, Deng H, Wang Y, et al. The possibility of using lopinavir/litonawe (LPV/r) as treatment for novel coronavirus COVID-19 pneumonia: a quick systematic review based on earlier coronavirus clinical studies. Zhonghua Jizhen Yixue Zazhi2020;29(2):182-186 **(Systematic review of Chinese literature on antivirals in SARS-CoV and MERS-CoV)**.

68. Cao B, Wang Y, Wen D, et al. A trial of lopinavir-ritonavir in adults hospitalized with severe

現在，レムデシビルは *in vitro* および非ヒト霊長類モデルにおける SARS-CoV-1 および MERS-CoV 感染を含む幅広い RNA ウイルスに対する有望な抗ウイルス薬として認識されている[71]．COVID-19 を対象とした *in vitro* 試験では，レムデシビルとクロロキンが高い選択性を持って低マイクロモル濃度で細胞のウイルス感染を阻害することが明らかになっている[72]．複数の国でレムデシビルの有効性を試験する臨床試験が進行中であるが，現段階で本剤は重症 COVID-19 症例でのコンパッショネート・ユース（人道的使用）のみであり，市販されていない[※訳注]．

※訳注）レムデシビルは，エボラ出血熱の治療薬として開発を進めていた静注抗ウイルス薬で，コロナウイルスを含む一本鎖 RNA ウイルスの複製に関与する RNA ポリメラーゼを阻害する作用を持つ．米国立アレルギー・感染症研究所（NIAID）が中等症〜重症の患者を対象に行っている臨床第 3 相試験 (死亡率は有意差ないものの改善傾向があったこと，回復までの期間短縮が示された)，ギリアド (レムデシビル製造元の製薬会社) が行っている重症患者対象の臨床第 3 相試験を根拠に 2020 年 5 月，米 FDA（食品医薬品局）は COVID-19 の重症入院患者を対象にレムデシビルの緊急使用許可 (EUA) を与えている．それを受け，日本でも医薬品医療機器等法に基づき特例承認された (正式承認は世界初)．今後もエビデンスの構築が必要である．

Covid-19. N Engl J Med 2020 Mar 18 [Epub ahead of print] .

69. Khan P, Nousheen B, Maryam N, et al. Middle East respiratory syndrome (MERS): a systematic review. Int J Pharm Sci Res 2018;9(7):2616-2625 **(Systematic review)** .

70. Falzarano D, de Wit E, Rasmussen AL, et al. Treatment with interferon-alpha2b and ribavirin improves outcome in MERS-CoV-infected rhesus macaques. Nat Med 2013;19(10):1313-1317 **(Randomized controlled trial; 6 subjects)** .

71. Sims A." target="_blank"> The small molecule nucleoside prodrug GS-5734 exhibits broad antiviral activity against pathogenic human coronaviruses and related zoonotic strains. Clinical Microbiology: Open Access October 2016 **(Keynote address summary)** .

72. Wang M, Cao R, Zhang L, et al. Remdesivir and chloroquine effectively inhibit the recently emerged novel coronavirus (2019-nCoV) in vitro. Cell Res 2020;30(3):269-271 **(Basic science/microbiology research)** .

ファビピラビルとインターフェロンα（治療群）とロピナビル / リトナ
ビルとインターフェロンα（対照群）との間の最近の非盲検非無作為化
対照研究では，ウイルス除去までの時間の有意な減少（中央値 4 日 vs11
日，P ＜ 0.001）と 14 日目の胸部 CT スキャンの改善率上昇（91.4% vs
62.2%，P = 0.004）を認めた．ただし，この試験では重症患者は除外され
ている [73].

73. Cai Q, Yang M, Liu D, et al. Experimental treatment with favipiravir for COVID-19: an open-label
control study. Engineering Available online 18 March 2020 **(In-press; journal pre-proof; open-
label nonrandomized control study; 35 patients in treatment arm, 45 patients in control arm)** .

グルココルチコイド

　SARS-CoV-1 の治療に関する中国の文献のシステマティックレビューでは，ステロイドが使用された 14 研究が確認された．うち 12 研究では結論が出ず，2 つの研究では潜在的な有害性が示された．1 つの研究ではメチルプレドニゾロン療法に関連する糖尿病の発症が報告され[74]，40 人のSARS 患者を対象とした別の非対照後ろ向き研究ではコルチコステロイド治療を受けた SARS 患者で無血管性骨壊死と骨粗鬆症が報告された[59]．ある無作為化二重盲検プラセボ対照試験では，発熱後の SARS-CoV-1 の血漿中ウイルス量を経時的に測定し，発病後 1 週間以内のコルチコステロイドの使用がウイルス除去の遅延と関連していることが明らかにした[75]．

　しかし，中国で行われた最近の研究では，COVID-19 患者の ARDS 発症に関連する危険因子を検討した結果，メチルプレドニゾロンによる治療はARDS 患者の死亡リスクを減少させることが明らかになった（ハザード比：0.38，95％信頼区間：0.20 ～ 0.72）[45]．これらのデータは，COVID-19患者の悪化が，重症 ARDS 患者にグルココルチコイドを投与することで緩和されるであろう免疫原性の病因，サイトカインストーム発生のため，二次的に起こるという理論を支持するものである．

---

74. Xiao JZ, Ma L, Gao J, et al. [Glucocorticoid-induced diabetes in severe acute respiratory syndrome: the impact of high dosage and duration of methylprednisolone therapy]. Zhonghua Nei Ke Za Zhi 2004;43(3):179-182 **(Retrospective study; 133 patients)**.

59. Li YM, Wang SX, Gao HS, et al. [Factors of avascular necrosis of femoral head and osteoporosis in SARS patients' convalescence]. Zhonghua Yi Xue Za Zhi2004;84(16):1348-1353 **(Retrospective study; 40 patients)**.

75. Lee N, Allen Chan KC, Hui DS, et al. Effects of early corticosteroid treatment on plasma SARS-associated coronavirus RNA concentrations in adult patients. J Clin Virol2004;31(4):304-309 **(Randomized double-blind placebo-controlled prospective trial; 16 patients)**.

45. Wu C, Chen X, Cai Y, et al. Risk factors associated with acute respiratory distress syndrome and death in patients with coronavirus disease 2019 pneumonia in Wuhan, China. JAMA Intern Med 2020 Mar 13 [Epub ahead of print] **(Retrospective cohort study; 201 patients)**.

その他の治療薬

　SARS-CoV-2 感染後，数日から数週間で COVID-19 患者の状態が悪化する原因は，サイトカインストームではないかと次第に考えられてきており，炎症性細胞受容体拮抗薬や幹細胞治療が，治療薬として使用される可能性を示唆している．現在，COVID-19 肺炎の治療におけるトシリズマブ（IL-6 受容体拮抗薬）について，多施設臨床試験が進行中である[20]．SARS-CoV-2 への新規治療法に関する進行中の研究および臨床試験の総覧は，「Monthly Prescribing Reference」で確認できる．

　多くの文献によると，COVID-19 患者が重篤な ARDS へ悪化するのに重要な役割を果たすと考えられているサイトカインの一種である IL-6 の抑制など，クロロキンには多様な抗ウイルス作用や免疫調節作用があるとされている[20,76]．また，クロロキンは，鳥インフルエンザや SARS-CoV-1 に感染した動物モデルにおいても有効な抗ウイルス薬として作用することが示されている[77,78]．中国からの未発表データによると，クロロキンは COVID-19 の治療薬として研究され，良好な結果が得られたことが示されている[79]．広東省科学技術部と広東省衛生委員会は，新規コロナウイルス肺炎に対するクロロキンの治療法として 1 回 500mg を 1 日 2 回経口投与することを禁忌がなければ推奨するという専門家によるコンセンサスを先日報告した[80]．Clinical Infectious Diseases 誌に発表された最近の研究では，生理学的に基づいた薬物動態モデルを用いて，肺組織においてクロ

---

20. Chen C, Zhang XR, Ju ZY, et al. [Advances in the research of cytokine storm mechanism induced by corona virus disease 2019 and the corresponding immunotherapies].Zhonghua Shao Shang Za Zhi 2020;36:E005-E005 **(Basic science review)**.

76. Savarino A, Boelaert JR, Cassone A, et al. Effects of chloroquine on viral infections: an old drug against today's diseases? Lancet Infect Dis. 2003;3(11):722-727 (Basic science review).

77. Yan Y, Zou Z, Sun Y, et al. Anti-malaria drug chloroquine is highly effective in treating avian influenza A H5N1 virus infection in an animal model. Cell Res 2013;23(2):300-302 **(Basic science research)**.

ロキンよりもヒドロキシクロロキンの力価が高いことが示された〔EC50
= 0.72 μM（ヒドロキシクロロキン）vs 5.47 μM（クロロキン）〕．この
研究では，負荷投与として1回400mg・1日2回を1日間投与し，その
後1回200mg・1日2回を4日間維持投与することが推奨されてい
る[81]．これらの薬剤のヒトにおける COVID-19 に対する治療薬および予防
薬としての使用を正式に調査するための臨床試験が進行中である[82]．20
人の患者を対象とした最近の非ランダム化臨床試験では，COVID-19 患者
において，ヒドロキシクロロキンでの治療が，ウイルス量の減少と消失に
有意に関連しており，この効果はアジスロマイシンの併用により増大した
ことが明らかになった．ヒドロキシクロロキンの投与量は1日600mg，
アジスロマイシンの投与量は初日に500mg，以後の4日間は1日
250mg を投与した[83]（「この論文はプレプリントであり，査読を受けてい
ない．この論文はまだ評価されていない医学研究を報告しているため，臨
床診療の指針とすべきではない」と出版社が表明していることに注意する
こと）．

78. Vincent MJ, Bergeron E, Benjannet S, et al. Chloroquine is a potent inhibitor of SARS coronavirus infection and spread. Virol J 2005;2:69-69 **(Basic science research)** .

79. Gao J, Tian Z, Yang X. Breakthrough: chloroquine phosphate has shown apparent efficacy in treatment of COVID-19 associated pneumonia in clinical studies. Biosci Trends 2020;14(1):72-73 **(Basic science research)** .

80. Multicenter Collaboration Group of Department of Science and Technology of Guangdong Province and Health Commission of Guangdong Province for chloroquine in the treatment of novel coronavirus pneumonia. [Expert consensus on chloroquine phosphate for the treatment of novel coronavirus pneumonia]. 2020;43(0):E019-E019 **(Expert consensus report)** .

81. Yao X, Ye F, Zhang M, et al. In vitro antiviral activity and projection of optimized dosing design of hydroxychloroquine for the treatment of severe acute respiratory syndrome coronavirus 2 (SARS-CoV-2). Clin Infect Dis 2020 Mar 9 pii:ciaa237 .

82. Chloroquine prevention of coronavirus disease (COVID-19) in the healthcare setting (COPCOV). National Institutes of Health, Clinical Trials.gov; 2020 .

83. Gautret P, lagier JC, Parola P, et al. Hydroxychloroquine and azithromycin as a treatment of COVID-19: preliminary results of an open-label non-randomized clinical trial. medRxiv Posted March 20, 2020 [Preprint] **(Non-peer reviewed research, preprint; 20 patients)** .

輸液管理

　COVID-19患者における最適な輸液管理については，現在のところ重要な文献はなく，また，ウイルス感染に続発する新規発症のうっ血性心不全についての文献もない．前述のように，急速に悪化するCOVID-19患者の病態生理学における主な機序は，ARDS（非心原性肺水腫）が過剰な炎症状態によって引き起こされるというものである．これは細菌感染での敗血症に見られるような血液分布異常性ショックや循環血液量減少性ショックではなく，結果として生じる肺水腫が重症COVID-19患者にとって，命に関わる最大の危機であることを考えると，著者らはケースバイケースでの輸液に対する賢明なアプローチを推奨している．

気道管理

　悪化して ICU レベルの治療を必要とする患者では，臨床医は必要に応じて非侵襲的換気療法（NIV）や人工呼吸器管理，体外循環による長期間の生命補助を検討すべきである[39]．ARDS への進行と呼吸の代償不全は，COVID-19 の病態に中心的な役割を果たしている．この意味で，COVID-19 患者の管理においては，以下の治療原則が重要である．

- ●血行動態管理，必要に応じて昇圧剤を使用
- ●栄養療法
- ●血糖管理
- ●院内肺炎または細菌性肺炎併発の迅速な評価と治療
- ●深部静脈血栓症と消化管出血の予防
- ●酸素化と換気を助けるための適切な患者の体位

　イタリアのベルガモに位置する，ある救急外来における Andrea Duca 医師による未発表の予備データによると，2020 年 2 月 29 日〜3 月 10 日の間に COVID-19 が疑われる患者が救急外来を受診し，酸素療法のために入院を必要とした患者の割合が，138％増加したことが示されている．入院した患者のうち，31％は最大量の酸素投与でも低酸素状態が続いたため，救急外来で人工呼吸器による治療を開始しており（CPAP：81％，NIV：7％，侵襲的換気療法：12％），82％は中等度から重度の ARDS の基準を示した．

---

39. Jin Y-H, Cai L, Cheng Z-S, et al. A rapid advice guideline for the diagnosis and treatment of 2019 novel coronavirus (2019-nCoV) infected pneumonia (standard version). Military Medical Research 2020;7(1):4 **(Clinical practice guidelines – US)**.

非侵襲的換気療法

　中国とイタリアのデータによれば，低酸素血症の COVID-19 患者は PEEP によく反応することが示されており，このことは気管挿管を防ぐための治療的および一時的な措置としての NIV が重要な役割を果たすことを示している[45]. 中国での後ろ向きの分析による統計データでは，入院患者の最大 30% が NIV を必要としていることが示され[84]，イタリアの初期報告では 31% に達することが示された. 現在の疫学的傾向を踏まえると，積極的な準備を講じなければ，すべての病院ではないにせよ，ほとんどの病院で，これらの必要性が現在のキャパシティを上回る可能性は高い. 中国とイタリアの最新のデータに基づき，我々は以下の事項を推奨する.

1. 病院の NIV 機器や人工呼吸器の保管場所を積極的に拡大する. SARS-CoV-2 の院内感染拡大・エアロゾル化への対策として，以下を優先的に実施する.
    a. PB 840 人工呼吸器のような，呼気フィルター付きで 2 本蛇管の NIV 機器
    b. リークポートの近くにウイルスフィルターが付いている 1 本蛇管の NIV 機器
    c. 1 本蛇管の NIV 機器で，PEEP バルブの前にウイルスフィルターを備えたヘルメット型 CPAP のもの
2. COVID-19 患者のための救急外来と入院用の診療エリアの一部を割り当てて，NIV を使用するためのスペースと部屋を備える.

45. Wu C, Chen X, Cai Y, et al. Risk factors associated with acute respiratory distress syndrome and death in patients with coronavirus disease 2019 pneumonia in Wuhan, China. JAMA Intern Med 2020 Mar 13 [Epub ahead of print] **(Retrospective cohort study; 201 patients).**
84. Wu Z, McGoogan JM. Characteristics of and important lessons from the coronavirus disease 2019 (COVID-19) outbreak in China: summary of a report of 72314 cases from the Chinese Center for Disease Control and Prevention. JAMA 2020 Feb 24 [Epub ahead of print].

1本蛇管のNIV機器, 装着のデモンストレーション, PEEPバルブの前にウイルスフィルターが付いたヘルメット型CPAP機器の画像については, 図10, 11, 12を参照.

図10. リークポート近くのウイルスフィルター；1本蛇管のNIV機器

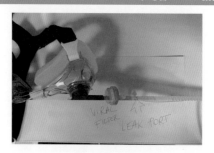

図11. 装着のデモンストレーション

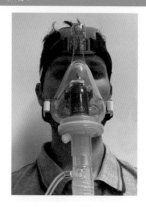

図12. ヘルメット型CPAP機器におけるPEEPバルブの前のウイルスフィルター

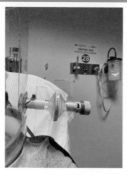

図10, 11, 12 画像は Andrera Duca 医師から提供

50

侵襲的換気療法のための RSI

　患者が重度の呼吸窮迫を呈した場合，または NIV を事前に使用できない場合，臨床医は侵襲的換気療法と気管挿管の準備をしなければならない．Rapid Sequence Intubation（RSI）の手順については，表 8 を参照のこと.

表 8. Rapid Sequence Intubation の手順 [42]

PPE（個人用防護具）
- N95 または電動ファン付き呼吸用保護具（PAPR）
- フェイスシールド +/- ゴーグル
- 手袋（二重手袋を考慮），ガウン
- 頭 / 頭髪を覆うディスポーザブルの帽子

前投薬
- 高用量の筋弛緩薬（ロクロニウム，少なくとも 1.2mg/kg）

器　具
- ビデオ喉頭鏡（患者との接近を最小限に抑える）
- PEEP バルブ付きのバッグバルブマスク（BVM）とウイルスフィルター
- 無菌の閉鎖回路とするために用いる，人工呼吸器の呼気ポート部分に装着するウイルスフィルター

手　技
- 最も熟練したスタッフが施行する
- 部屋の中の人数を制限する
- 無呼吸中に
  - もし BiPAP を使うなら，バックアップレートを継続する
  - もし BVM を使うなら，肺胞の虚脱を防ぐために顎を突き出すように，マスク（PEEP バルブ付き）を保持するが，可能であればウイルス粒子をエアロゾル化する可能性があるため，患者へ送気はしない
- 換気の前に気管内チューブ（ETT）のカフを膨らませる
- 事前に計算した深さで ETT を固定する

処置後
- 表 2（P. 23）に記載されている適切な手順で PPE を脱衣する

■前酸素化

　従来の方法を用いることでの，前酸素化の役割とウイルス粒子拡散の可能性については，現在も議論されているところである．このテーマに関するレビューは EMCrit に掲載されている．差し当たって，一般的に用いられている選択肢は，以下の通り．

- 2 本チューブ構造（2 本蛇管）とウイルスフィルターを備えた BiPAP，または
- FiO_2：100% のリザーバー付き酸素マスク

侵襲的換気療法戦略

適応，原理，および様々なタイプの機械的換気についての簡単な概要については，Hickey et al[86] を参照のこと．COVID-19 の患者において，低容量換気で ARDS の死亡率の改善が示された ARDSnet 試験に基づいた「肺保護戦略」の項目に特に重点をおくべきである[85]．

簡潔に説明すると，1 回換気量（TV）は，理想体重に基づいて，最初は 6mL/kg に設定すべきである．患者が急性肺障害を発症し，ARDS へと進行すると，肺が徐々に虚脱しシャントが形成され，機能的な肺容量が減少する．低容量換気戦略は，機能的な肺の容積の減少を打ち消してくれる．1 回換気量は，分時換気量の目標に基づいて調整すべきではない．呼吸回数が，分時換気量の目標および患者の酸塩基平衡に基づいて調整される．ほとんどの患者で正常二酸化炭素状態を達成するためには，16 回 / 分の初期換気回数が適切である[86]．

85. Brower RG, Matthay MA, Morris A, et al. Ventilation with lower tidal volumes as compared with traditional tidal volumes for acute lung injury and the acute respiratory distress syndrome. N Engl J Med 2000;342(18):1301-1308 .
86. Hickey SM, Giwa AO. Mechanical ventilation. StatPearls Treasure Island (FL): StatPearls Publishing LLC; 2020 **(Textbook).**

災害レベル時の換気療法

　機械的換気療法を必要とする患者の数が，利用可能な人工呼吸器の数を上回るような災害レベル時には，人工呼吸器を操作して複数の患者に空気の流れを分割することができる．その方法についてのビデオチュートリアルは「下記の QR コード」をクリックすること．

　この方法の主なポイントは以下の通り．

- high PEEP（COVID-19 の患者は，PEEP に反応する）と低駆動圧（肺保護を達成するため）で，人工呼吸器のもう一方の端にいるすべての患者への一貫した流量を維持するために，従量式 (volume-cycled) ではなく，従圧式 (pressure-cycled) の人工換気療法を行う．
- 呼吸器は持続的強制換気（CMV）に設定するべきである．これができない場合は（最近の人工呼吸器にはよくあることだが），可能な限り閾値を高くして，患者全員が送気を「トリガー」できないようにする．
- この設定での人工呼吸は最適ではないので，高二酸化炭素状態を許容しなければいけない．高度なアシドーシス状態の患者では，重炭酸塩の静脈内投与が pH を維持するための一時しのぎの手段として使用される．
- 理想的には，同じ人工呼吸器に接続されているすべての患者の肺損傷の重症度が同じくらいであるべきであり，したがって，同じような PEEP と FiO_2 の設定を許容する必要がある．
- 患者間での感染性病原体の相互汚染を防ぐために，ウイルスフィルターを使用すべきである．
- 鎮静を伴う筋弛緩薬の投与は，過換気状態の患者が人工呼吸器のトリガーを引き起こさないようにするための最終手段となりうる．

*) https://www.youtube.com/watch?v=uClq978 oohY

54

小 児

　CDC に記載されている年齢別入院率からわかる通り，小児は重篤な合併症や死亡を比較的免れているように思われる（表6，p32参照）．現段階においては，米国および北イタリアの共著者の経験の範囲で，小児死亡例の報告はない．しかし，2020年3月16日に Pediatrics 誌から発表されたプレプリント論文では，Dong らが中国において SARS-CoV-2 感染が疑われる，もしくは確定した 2,143 人の小児を解析したところ，"おおよそ 4％の小児は無症候，51％は軽症，39％は中等症であることが判明した．約 6％は重症か致命的で，成人ではこの割合は 18.5％とされている．1人，14 歳の少年が死亡していた"[87]．この研究では，乳児は年長児と比べると重症の割合が多いことも判明した．乳児の約 11％が重症もしくは致命的で，その比率は，1～5歳の小児で 7％，6～10歳で 4％，11～15歳で 4％，16歳以上で 3％である．成人と小児の間に存在する大きな格差については，いくつかの仮説が存在しており，"ウイルスに対する抗体価の高さや小児における免疫応答の発達が異なるのだ" といったものである[87]．他にも ACE2 受容体の発達が小児では相対的に欠けている，もしくは未熟であることに言及した仮説も存在し，そのことによってウイルスが小児の細胞に結合することを妨げているのだという．Wu らは，Chinese Center for Disease Control and Prevention における 72,314 症例に含まれる 19 歳以下の小児 1,000 人について要約を発表しており，9歳以下の小児では死亡例がなかったとしている[84]．The New England Journal of Medicine 誌における最近の correspondence において，中国の研究者は 171 人の

---

87. Dong Y, Mo X, Hu Y, et al. Epidemiological characteristics of 2143 pediatric patients with 2019 coronavirus disease in China. Pediatrics 2020 .

84. Wu Z, McGoogan JM. Characteristics of and important lessons from the coronavirus disease 2019 (COVID-19) outbreak in China: summary of a report of 72314 cases from the Chinese Center for Disease Control and Prevention. JAMA 2020 Feb 24 [Epub ahead of print] .

SARS-CoV-2 確定例のうち，複数の合併症を抱えていた 10 ヵ月の小児が 1 人死亡したのみであったとしている[88].

　中国での小規模な後ろ向き研究では，SARS-CoV-2 陽性が確定した 20 人の小児患者の胸部 CT，プロカルシトニンを含む検査マーカーについて解析を行っている．プロカルシトニンは 16/20 例で上昇，10/20 例で halo を伴うコンソリデーション，12/20 例で Ground-glass opacities を認めた．この結果から，小児（8/20）では合併感染が多い可能性が示唆される[58]．小児では成人と比して合併症や死亡を免れているかもしれないとはいえ，臨床医は彼らがより脆弱な群に感染を生じうることを認識し，社会的距離戦略を奨励すべきである．米国の小児人口におけるさらなる調査が，小児における重症例への理解とマネジメントの助けとなるだろう．

88. Lu X, Zhang L, Du H, et al. SARS-CoV-2 infection in children. N Engl J Med 2020 Mar 18[Epub ahead of print] .
58. Xia W, Shao J, Guo Y, et al. Clinical and CT features in pediatric patients with COVID-19 infection: different points from adults. Pediatr Pulmonol 2020 Mar 5 [Epub ahead of print] .

妊 婦

COVID-19 の妊婦についてのデータは依然として不足している[89]. 一般的に, SARS-CoV-2 感染の妊婦は, 非妊婦と同様の特徴を有している. 9人の後ろ向き研究で, Chen らは SARS-CoV-2 の母体 - 胎児感染のリスクを解析し, SARS-CoV-2 陽性母体から子宮内感染を生じる可能性は低いと示された[90]. 加えて, SARS 感染妊婦と違い, それらの症例では妊娠に関係した合併症が極めて少ないことも判明した[91,92]. 明らかなことではあるが, SARS-CoV-2 感染が, 母親から胎児へ垂直感染するリスクについて, より評価するために, より規模の大きい研究が必要である.

Shared decision-making と COVID-19
― Marc Probst 医師

Shared decision-making というのは, 科学的根拠, 臨床医の経験, 患者の価値観や嗜好を考慮したうえで, 患者と医療提供者が医療上の決断を一緒に行う協調的なプロセスのことである. SARS-CoV-2 感染症の検査と治療の基礎となる科学的根拠はまだ浅く, 急速に進歩しているところであるが, 一定の知識は知られており, 他の重篤な感染症からの外挿が妥当とされている. COVID-19 に関連して SDM に適した臨床シナリオは少なくとも 2 つある.(1)症状の軽い患者における SARS-CoV-2 の検査,(2)重症患者におけるケア目標の検討である.

本稿執筆時点では, COVID-19 に有効であることが証明された治療法がないことを考えると, 症状の軽い患者で本疾患の診断を行っても, 臨床行動を変えないかもしれない. SARS-CoV-2 の検査を行わず, 典型的なウイルス性上気道感染症に用いられるような標準的な支持療法を患者に推奨してよい. これには, 市販の解熱剤, 鎮咳剤, 鼻炎薬, 鎮痛剤, 経口補水液, 安静が含まれる. また, COVID19 が他の人に広がるのを防ぐために, 患者は自己隔離を行うように指示

される．RT-PCR を用いた SARS-CoV-2 の現在の検査では，感度は 60 〜 90%の間であり，偽陽性または偽陰性の結果が得られる可能性がある．検査資源に限界があるという現実的な可能性を考えると，COVID-19 の可能性がある患者の検査を見送り，ウイルスを持っているものと仮定して，社会的に適切な予防措置をとるのが妥当かもしれない．協会や政府の保険機関からの検査に関するガイダンスが急速に変化していることを考えると，自らの病院，州，または地域の方針に従うべきであり，患者にもそれを説明すべきである．

　また，shared decision-making に適したもう 1 つの臨床シナリオは，高齢または重度の併存疾患のために予後不良の呼吸不全患者に対する気管挿管である．ARDS は COVID-19 を有する多くの患者にとってありふれた最終経過であるため，この判断には頻繁に遭遇すると思われる．初期の研究では，高齢者，特に 80 歳以上の患者の死亡率が高いことが示されている．このシナリオでは，医療提供者は，患者またはその代理人と共同で気管挿管が妥当であるかどうかを決断するプロセスに潜在的に取り組むことができる．これは，進行した高齢者や末期疾患を持つ患者で，コードに関して行われる，他のケアのゴールの話し合いと同様である．

89. Qiao J. What are the risks of COVID-19 infection in pregnant women? Lancet.2020;395(10226):760-762 **(Review)**.

90. Chen H, Guo J, Wang C, et al. Clinical characteristics and intrauterine vertical transmission potential of COVID-19 infection in nine pregnant women: a retrospective review of medical records. Lancet 2020;395(10226):809-815 .

91. Wong SF, Chow KM, Leung TN, et al. Pregnancy and perinatal outcomes of women with severe acute respiratory syndrome. Am J Obstet Gynecol 2004;191(1):292-297 **(Retrospective review; 12 patients)**.

92. Lam CM, Wong SF, Leung TN, et al. A case-controlled study comparing clinical course and outcomes of pregnant and non-pregnant women with severe acute respiratory syndrome. BJOG 2004;111(8):771-774 **(Case-control study; 10 pregnant, 40 nonpregnant SARS patients)**.

未来への展望

　当初は，私たちはまだパンデミックではない未来について予測した．残念ながら，未来はここにあり，私たちは都市，国，大陸を閉鎖したパンデミック拡大の真っ只中にいるのである．私たちは，過去の出来事を見て，他の人の失敗から学び，COVID-19 がまだ氾濫していない世界の地域のために，改善の機会を模索することが最善手なのかもしれない．

　COVID-19 を理解し，コントロールしようとする公衆や医学界の試みとして，"コミュニティにおける伝播（Community spread）"，"ステルス感染（Stealth transmission）"，"社会的距離戦略（Social distancing）"，そして"流行曲線を緩やかにする（Flattening the curve）"は，一般的な言い回しになっている．パンデミックインフルエンザに模する RO 値を持つ SARS-CoV-2 の拡散と封じ込めは，これまでにない課題に直面している[93]．私たちは日々変わっていく情報（そして誤情報）が医療界を含む一般社会にさらなる試練を課していることを認識し続けているのである．The Lancet 誌はオンライン論説を発表し，CDC や WHO を通じて検証された情報を求め，ソーシャルメディアやその他の未検証の情報源を避けることを医療界と一般市民に訴えている．多くの人が心配しているのは，健康な患者が救急外来に現れ，すでに過剰な負担を強いられているシステムに負担をかけてしまうことである．これは，病院の指導者が遠隔医療のオプションを開発および / または拡大する機会であり，軽度の症状を持つ心配した健康な患者やリスクの低い患者が地域の救急外来を圧倒するのを最

---

93. Li R, Pei S, Chen B, et al. Substantial undocumented infection facilitates the rapid dissemination of novel coronavirus (SARS-CoV2). Science 2020 Mar 16 pii:eabb3221 .

小限に抑えるためである.

　現在，SARS-CoV-2 のワクチンを求めて複数のバイオテクノロジー企業
や製薬企業が競争しており，研究は有望ではあるが，普及と使用には少な
くとも 18 ヵ月（2021 年夏）の時間を要する．SARS-CoV-2 の DNA ワク
チンはヒト臨床試験を開始し，ベクターベースの 2 種はヒト臨床試験を
開始している．タンパクベースのワクチンはまだ臨床前の段階である[72].
ワクチン開発の成功には，ウイルスの伝達，病原性，免疫応答の不完全な
理解，最適な動物チャレンジモデルや標準化された免疫学的アッセイの欠
如などの課題が残されている.

72. Wang M, Cao R, Zhang L, et al. Remdesivir and chloroquine effectively inhibit the recently emerged
novel coronavirus (2019-nCoV) in vitro. Cell Res 2020;30(3):269-271 **(Basic science/microbiology
research)**.

病院管理

　私たちは，中国，ワシントン州，イタリア，そして現在のニューヨーク都市圏が，まだSARS-CoV-2が氾濫していない世界の残りの地域のための手本となるべきだと考えている．症例の猛攻に備えることは，すべての医療システムが受け入れなければならない最初のステップである．中国，韓国，その他の地域では，感染者やその疑いのある人を早期に検査して隔離することが有効であることが示されているが，ニューヨーク市のように，大量の検査や迅速な感染拡大の封じ込めのための準備ができていない地域では，悪影響を及ぼしていることが示されている．

　SARS-CoV-2に曝露された患者やCOVID-19に関連する症状を持つ患者が大量に流入した場合には，直ちに隔離が必要である．1人の感染者が混雑した救急外来のトリアージエリアに現れた場合，ウイルスが拡散し，他の患者を汚染する可能性が高くなる．CDCは，救急外来と病院の入り口に，十分な量のタッチレス手指消毒器と，配布しやすいフェイスマスクの箱を置くことを推奨している．また，施設に入る人には，「直ちにマスクを着用し，評価中は着用したままにすること，咳やくしゃみをするときは口や鼻を覆うこと，ティッシュを慎重に使用して廃棄すること，呼吸器分泌物に接触した後は手指の衛生を行うこと」を助言する標識を設置することも推奨している[94]．筆者らは病院および部門指導者が以下の指針に従うことを推奨する．

---

94. United States Centers for Disease Control and Prevention. "Coronavirus disease 2019 (COVID-19) hospital preparedness assessment tool." Accessed March 22, 2020. **(CDC website)**

61

- 可能であれば陰圧室の利用可能性を拡大し，COVID-19 患者を優先して利用する．
- 大規模な病院システムでは，資源の使用を合理化し，SARS-CoV-2 の院内感染拡大を防ぐために，COVID-19 患者の治療センターを 1 つの病院に指定することを検討する．
- SARS-CoV-2 ウイルスが地域社会を通して拡散し，従来の救急外来の流れのパターンを凌駕するため，変化するダイナミクスのために，救急外来のレイアウトとトリアージプロセスの柔軟性を維持する．
- 緊急管理においては，パンデミック，過剰な患者数，潜在的な人員不足に対処するための災害計画を策定しておくべきである．
- 連邦緊急事態管理庁（FEMA）や国防総省（DoD）などの地方, 州, 連邦政府機関と資源の管理と配分を調整する．
- 倫理委員会，リスク管理，緩和ケアサービスと連携して，資源管理と医薬品の供給に関する方針を直ちに策定する．
- 医療体制としては，第一線で働く医療従事者の健康を維持し，免疫のない人への曝露を制限するために，SARS-CoV-2 の抗体検査を開発し，実施すべきである．
- 救急外来および病院周辺のベッドの入れ替えを迅速に行うことができる環境サービス労働者を訓練し，追加雇用する．パンデミック時の不衛生な隔離室は，COVID-19 の潜在的な患者が救急外来やその他の場所に感染する危険性がある．

多くの人々を救い，罹患率を減らすための唯一の最善の方法は，受動的ではなく，積極的に行動することである．　この危機の真っ只中にいる私たちは，患者がゼロであった瞬間から，今までとは異なることをして，上記の推奨事項を実行できていればよかったと思っている．　私たちが早期検査と厳格な隔離をできていなかったことは，疫学者が感染症の発生を制御するために推奨していることに反している．私たちの失敗から学んでほしい．

症例 (p.4) の顛末

　あなたはすぐに個人防護具（PPE）を適切に着用するべきだと認識した．あなたと看護師は,

　完璧な PPE を着用し，患者のバイタルサインを計測し，体温 39.6℃（103.3°F），脈拍 106 回 / 分，呼吸数 22 回 / 分，血圧 102/68mmHg，室内気での SPO₂ 89% と確認した．できるかぎり多くの肺を可視化するため，ベッドサイドで肺超音波検査のテクニックである「lawnmower 法 (肺の領域を分割して観察する方法)」を行った．すると，B ラインの合流が特徴的な「waterfall サイン」が背側の肺に確認された．あなたは患者を陰圧隔離室に入れ，すぐに酸素吸入を開始，彼の旅行歴，COVID-19 の曝露歴 (人との接触) を確認した．慎重かつ適切に PPE を脱ぎ，病院の感染症チームに連絡をとったところ，感染症チームより，患者と接触した可能性ある者の特定をお願いするために地元保健所にも連絡するように指示された．撮影しても患者マネジメントは変わらないので, CT の撮影は見送った．D ダイマー，プロカルシトニン，LDH を含む一連の検査を送り，細菌性肺炎の経験的治療を開始，追加治療の推奨に関する CDC と WHO の最新ガイダンスを参照し，患者状態が悪化して ARDS を発症した場合にのみステロイドを考慮することを忘れないようにした．残った「心配性の患者さん」と臨床的に安定している患者には，CDC の最新の推奨事項を適用し，各々のリスクに準じて，対症療法または COVID-19 の外来検査が行われ，14 日間の隔離と症状のモニタリングを徹底した．当座の検査，治療法について自地域の保健所に相談すれば，自宅隔離での十分な管理を行うことができる．

表 9. COVID-19 に関する役立つ情報源

組 織	
United States Centers for Disease Control and Prevention	Coronavirus Disease 2019 (COVID-19)
World Health Organization	Coronavirus disease (COVID-19) outbreak
Johns Hopkins University	COVID-19 Global Case Tracker
United States Department of Labor, Occupational Safety and Health Administration	COVID-19 Additional Resources
American College of Emergency Physicians	COVID-19 Clinical Alert
The Lancet	COVID-19 Resource Centre

覚醒している COVID-19 患者の 腹臥位 – 4/8/20

COVID-19 への理解が深まるにつれ，より多くの治療法が行われるようになった.

Guérin らの 2013 PROSEVA 研究（PMID：23688302）で述べられているように，患者を腹臥位にすること（別名「腹臥位療法」）は，ARDS 患者の治療においてベネフィットがあるため，長い間，推奨されてきた. それ以来，世界中のほとんどの集中治療医学会で PF 比 (PaO_2/F_IO_2) が 100 以下の患者に対しての腹臥位療法を推奨している.

COVID-19 の病態生理が ARDS によく似ていることを踏まえ，多くの専門家が腹臥位療法を推奨している. 覚醒している COVID-19 患者の腹臥位についてとその使用に関する簡潔なレビューについては，Scott Weingart's blog「EMCrit.org」にある David Gordon 医師の記事を参照するとよい.

COVID-19 流行中の喘息患者の治療プロトコル – 4/7/20

表 1. 安定していた喘息患者が中等度～重度症状を呈した場合の COVID-19 流行中の治療プロトコル．段階的に行う．

1. アルブテロール（サルブタモール）を定量噴霧吸入器（MDI）でスペーサーを使用して吸入，20 分毎に 6～8 パフ（イプラトロピウム併用も可），または呼吸作動ネブライザ（AeroEclipse® など）を使用．呼吸作動ネブライザを適切に使用するには，矢印が点線の三角形を指していることを確認する．これにより，連続モードではなく，呼吸作動式ネブライザモードが維持される．COVID-19 の迅速検査を実施；感度が不十分であること，感染リスクが高いことを考え，検査が陰性であっても上記のモダリティを継続することが合理的である．
2. プレドニゾロン 60mg1 回経口投与 vs メチルプレドニゾロン 60mg 静注 / 筋注；投与経路は経口投与できるかどうかで決定．
3. マグネシウム 2g 静注 20 分以上かけて．
4. 吸入処置で改善しない場合，アドレナリン 0.3mg 筋注 20 分毎もしくはアドレナリン 1～5μg/ 分持続静注で開始（気管挿管されたら中止）vs テルブタリン 0.25mg 皮下注射 20 分毎（最大 3 回まで）．
5. 早期に集中治療の適応を相談．
6. 悪化している場合は RSI を考慮．
7. ケタミンを難治性喘息の選択肢として考慮．
8. グリコピロレート（抗コリン薬）筋注 / 静注を考慮．

表 2 COVID-19 流行中の喘息重積患者のためのプロトコル．同時進行で迅速に行おう．

1. アルブテロール（サルブタモール）を定量噴霧吸入器でスペーサーを使用して吸入．20 分毎に 6～8 パフ（イプラトロピウム併用も可），または呼吸作動ネブライザ（AeroEclipse® など）を使用．呼吸作動ネブライザを適切に使用するには，矢印が点線の三角形を指していることを確認する．これにより，連続モードではなく，呼吸作動式ネブライザモードが維持される．COVID-19 の迅速検査を実施；感度が不十分であること，感染リスクが高いことを考え，検査が陰性であっても上記のモダリティを継続することが合理的である．
2. アドレナリン 0.3mg 筋注し，続いてアドレナリン 1～5μg/ 分持続静注で開始（気管挿管されたら中止）．
3. メチルプレドニゾロン 60mg 静注．
4. マグネシウム 2g 静注 20 分以上かけて．
5. 気管挿管の準備 （表 8：Rapid Sequence Intubation の手順参照）．
6. 非侵襲的換気療法を考慮（「非侵襲的換気療法」の項参照）．
7. 患者が重症のままか悪化した場合，RSI を考慮．
8. ケタミン静注を考慮．
9. 気管挿管した場合は，ウイルスフィルターを備えたインラインネブライザで，アルブテロール（サルブタモール）を使用．

参考文献

　Evidence-Based Medicine では，研究方法と被験者数に基づいて文献を
批判的に吟味する必要がある．すべての文献が同じように　強固なエビデ
ンスで支持されるとは限らない．大規模で前向き，無作為化，盲検化され
た試験の結果は，症例報告よりも重みを持つべきである．

　読者が各参考文献の強さを判断できるように，研究の種類や研究に参加
した患者数など，研究に関する関連情報は，入手可能な場合には参考文献
の後に**太字**で記載している．

【コロナウイルス診療に関する主要情報一覧】(訳者作成)

団体・情報源	リンク
Emergency Medicine Practice (EMP) COVID-19 特集の日本語訳	https://www.ebmedicine.net/topics/infectious -disease/COVID-19/japanese
日本救急医学会による COVID-19 情報	https://www.jaam.jp/info/COVID-19.html
日本集中治療学会による COVID-19 情報	https://www.jsicm.org/covid-19.html
ACEP (American College of Emergency Physicians) による COVID-19 情報	https://www.acep.org/corona/covid-19-fi eld-guide/cover-page/
SCCM(Society of Critical Care Medicine) の COVID-19 情報	https://www.sccm.org/Disaster/COVID19
Massachusetts General Hospital の 診療ガイダンス	https://www.massgeneral.org/news/coro navirus/treatment-guidances
ワシントン大学の COVID-19 関連の プロトコールやガイドライン	https://covid-19.uwmedicine.org/Pages/d efault.aspx
MGH FLAIR (FAST LITERATURE ASSESSMENT AND REVIEW) COVID−19 に関する新規エビデンス や特徴などの最新情報のまとめ	https://us19.campaign-archive.com/home /?u=ef98149bee3f299584374540a&id=00 82f3a64d
EMCrit COVID-19 のみに限らず救急集中治 療系のエビデンスを日々アップデー トしている	https://emcrit.org/

資料一覧

団体・情報源	リンク
WHO の COVID-19 情報	Coronavirus disease (COVID-19) Pandemic https://www.who.int/emergencies/diseases/novel-coronavirus-2019
米国 CDC による COVID-19 情報	https://www.cdc.gov/coronavirus/2019-ncov/index.html
Johns Hopkins 大学による世界の COVID-19 流行状況	https://coronavirus.jhu.edu/map.html
国立国際医療センターの COVID-19 対応マニュアル	http://www.ncgm.go.jp/covid19/20200409_1.pdf
日本プライマリ・ケア連合学会 新型コロナウイルス感染症 (COVID-19) 診療所・病院における プライマリ・ケアのための情報サイト	https://www.pc-covid19.jp/
【帰国者・接触者外来について】 新潟大学大学院医歯学総合研究科十日町いきいきエイジング講座による マニュアル集	医療従事者のマニュアル・住民への説明文・診療所の動線・自作 PPE 作成法など、帰国者・接触者外来運営に必要な情報がまとまっています https://drive.google.com/drive/folders/1uPaiT69SKRd6sGDdUYXzEgzTfYJmXuXx
【心肺停止時の対応について】 AHA による「COVID-19 が疑われる or 確定した患者に対する BLS/ACLS アルゴリズム」(2020 年 4 月 9 日公開)	https://www.ahajournals.org/doi/pdf/10.1161/CIRCULATIONAHA.120.047463
日本救急医学会のホームページに掲載された情報 「心肺停止症例に対する新型コロナウイルス感染症対策について (2020 年 3 月 18 日)」	https://www.jaam.jp/info/2020/files/info-20200318.pdf
小児患者	https://cpr.heart.org/-/media/cpr-files/resources/covid-19-resources-for-cpr-training/interim-guidance-pediatric-patients-march-27-2020.pdf

団体・情報源	リンク
【小児診療について】 小児患者に対する EMP の総説	https://www.ebmedicine.net/topics/infectious-disease/COVID-19-Peds
米国小児科学会 COVID19 への clinical guidance update	https://services.aap.org/en/pages/2019-novel-coronavirus-covid-19-infections/
PEM online database COVID19 に関する recent report へのリンクがあります	http://www.pemdatabase.org
【患者さんへの説明について】 Vital talk によるコミュニケーションアドバイス 新型コロナウイルス用：VitalTalk コミュニケーション・アドバイス	https://www.vitaltalk.org/wp-content/uploads/VitalTalk_COVID_Japanese.pdf
【妊娠している医師の診療従事について】 【朝日新聞の言論サイト・論座「緊急事態宣言で緊迫する妊娠している女性医師や看護師らの働き方」(4/9)】へのリンク諸外国の対応や，日本の現状についての報告	https://webronza.asahi.com/national/articles/2020040800008.html
厚生労働省による「職場における新型コロナウイルス感染症の拡大防止に向けた妊娠中の女性労働者等への配慮」	https://www.mhlw.go.jp/stf/newpage_10656.html
【心のケアについて】 日本赤十字社 新型コロナウイルス感染症対応に従事されている方のこころの健康を維持するために	http://www.jrc.or.jp/activity/saigai/news/200330_006139.html
EMA for us より ・安全管理について	https://www.emalliance.org/emaforus/essential/facility/safety_management
・バーンアウトについて	https://www.emalliance.org/emaforus/essential/individual/burn_out

索 引

Authorized translation of the original English edition,

Emergency Medicine Practice：

Novel 2019 Coronavirus SARS-CoV-2（COVID-19）

An Updated Overview for Emergency Clinicians

by Giwa et. al

Copyright © 2020 EBMedicine.

All right reserved.

© First Japanese edition 2020 by SOGO IGAKU SHA, Ltd., Tokyo,

Japanese translation rights arranged with EBMedicine

through Japan UNI Agency, Inc., Tokyo.

救急医療のための
新型コロナウイルス COVID-19 感染症 診療ガイド

2020 年 7 月15日発行　　　　　　　　　　　第 1 版第 1 刷

監訳者　太田　　凡
　　　　　おおた　　ぼん

訳　者　京都府立医科大学 救急医療学教室

発行者　渡辺 嘉之

発行所　株式会社 **総合医学社**
　　　　　〒101-0061　東京都千代田区神田三崎町 1-1-4
　　　　　電話 03-3219-2920　FAX 03-3219-0410
　　　　　URL：https://www.sogo-igaku.co.jp

Printed in Japan
ISBN978-4-88378-712-8　　　　　　　　　　シナノ印刷株式会社